Birgitt Budnik

Pflegeplanung

– leicht gemacht

Birgitt Budnik

Pflegeplanung

– leicht gemacht

Zeichnungen von Gregor Bruhn

3. vollständig überarbeitete Auflage

URBAN & FISCHER
München · Jena

Zuschriften und Kritik an:
Birgitt Schröter (geb. Budnik), Herzog-Friedrich-Str. 73, 24103 Kiel oder
Urban & Fischer Verlag, z.Hd. Frank Koch, Karlstr. 45, 80333 München

Wichtiger Hinweis zur Nutzung in der ambulanten Pflege und Altenpflege

Aufgrund der schnellen und vielfältigen Veränderungen im Gesundheitswesen möchten wir darauf hinweisen, dass die Pflegedokumentation immer nach den aktuellen Gesetzen und Richtlinien zu erstellen ist. Der Nutzer dieses Werkes ist dazu verpflichtet abweichende Angaben im Vergleich zum Buch zu prüfen und ggf. selbst zu entscheiden, wie zu dokumentieren ist.

Seit Erscheinen dieser Auflage haben sich einige Bestimmungen bezüglich der Dokumentation in der **ambulanten Pflege** und **Altenpflege** geändert, so dass die Darstellung der formalen Dokumentation und der Beispiele dieser Bereiche im Buch nicht in allen Punkten dem aktuellen Standard entspricht. Die Darstellung der im Krankenhaus notwendigen Dokumentation ist davon unberührt und weiterhin gültig.

Die Deutsche Bibliothek – CIP-Einheitsaufnahme
Ein Titeldatensatz für diese Publikation ist bei
Der Deutschen Bibliothek erhältlich

ISBN 3-437-26950-X

1. Auflage 1997
2., überarbeitete Auflage 1999
3., überarbeitete Auflage 2002

03 04 05 06 5 4 3

Lektorat: Frank Koch, München
Herstellung: Christine Böhme
Satz und Umschlaggestaltung: Ebner & Spiegel GmbH, Ulm
Druck und Bindung: Parzeller, Fulda
Titelfoto: Hubertus Schüler, MEV Augsburg; tempus Organizer, Giengen

Aktuelle Informationen finden Sie im Internet unter der Adresse:
http://www.urbanfischer.de

Vorwort zur 3. Auflage

Liebe Leserinnen und Leser,

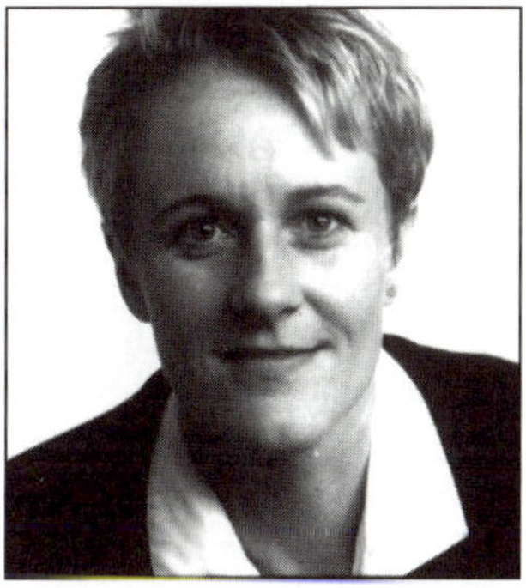

das gleich bleibende Interesse sich mit der Praktikabilität der Pflegeplanung auseinander zu setzen, sowie die Offenheit „neue Wege" in Betracht zu ziehen, erfreut mich im großen Maß.

Ich möchte Ihnen an dieser Stelle für Ihr anhaltendes Interesse bei der Umsetzung der Pflegeplanung, sowie für die Rückmeldungen und Anregungen danken. Sie haben mich veranlasst, mein Buch erneut zu überarbeiten.

Für die dritte Auflage spielte für mich die Prüfung des Buches auf Aktualität, sowie der Einfluss der anhaltenden Veränderungen im Gesundheitssektor eine maßgebliche Rolle.

Auf Grund der Einführung der DRG´s (Diagnosis Related Groups) und deren Auswirkungen auf den Pflegebereich, habe ich diese Thematik in Bezug auf die Pflegedokumentation und Pflegeplanung aufgegriffen.

Ich danke den Projektstationen des Städtischen Krankenhauses Kiel für Ihre konstruktiven Vorschläge, Diskussionsbeiträge und Ihr „Durchhaltevermögen", sowie der Pflegedienst- und Krankenhausleitung für die Genehmigung zur Veröffentlichung der Formblätter und Leitfäden.

Ich danke Thorsten Dapper für die Unterstützung bei den Pflegeleitplänen, Margret Bartsch für die Vorschläge zur standardisierten Pflegeplanung bei hemiplegischen Menschen, Bernhard Schneider für die Anregungen zum Kapitel Lösungsansätze bei Integrationsproblemen, Frank Riehl für die Biographie-Erhebung, Cilly Borgers für Ihren Beitrag konzeptionelle Pflegeplanung (Validation) bei demenziell erkrankten Menschen und Sigrun Kahl für die Stammblatt/Pflegeanamnesen der Kinderkrankenpflege.

Die praktischen Erfahrungen bei der Einführung der Pflegeübergabe am Klientinnenbett auf den Modellstationen 3A und 3B trugen maßgeblich zur Gestaltung des Kapitels Pflegeübergabe am Klientinnen- bzw. Patientinnenbett bei.

Ein großer Dank gilt meinem Mann und meiner Tochter, die durch ihren auswärtigen Urlaub die Überarbeitung ermöglichten. Weiterhin danke ich Babett Schröter, für die Unterstützung bei der Betreuung unserer Tochter.

Kiel, im Januar 2002

Birgitt Schröter (geb. Budnik)

Vorwort zur 1. Auflage

Während meiner Tätigkeit als Lehrerin für Pflegeberufe begegnete mir immer wieder das Meinungsbild „Pflegeplanung ist nur Theorie“. Meine Aufgabe innerhalb der innerbetrieblichen Fortbildung besteht jedoch darin genau diese „Theorie“ in die Praxis umzusetzen. Ich begann, stärker denn je, mich mit der Thematik und der damit verbundenen Problematik auseinander zu setzen. Ich entschloss mich, die Einführung der Pflegeplanung anhand einer Modellstation zu beginnen und den Schwerpunkt auf praktische Begleitungen zu legen. Auf den Seminaren und während der praktischen Begleitungen wurde ich immer wieder gefragt, ob ich ein Buch empfehlen könnte. Sicherlich, es gibt eine Menge guter Bücher und Artikel, die sich mit dieser Thematik beschäftigen. Ich selbst befand mich regelmäßig vor diesen „Bergen von Büchern und Artikeln“. Nach einem anstrengenden Arbeitstag hat jedoch kaum jemand die Lust und Ausdauer, sich durch diese Papierberge zu arbeiten. Was meiner Ansicht nach fehlte, war **ein** Buch, welches praxisorientiert, leicht verständlich und auch nach einem anstrengenden Arbeitstag lesegeeignet ist.

Als ich von meinem Lektor Frank Koch angesprochen wurde, ob ich nicht ein Buch zu dieser Thematik schreiben möchte, war ich erst unsicher. Die positiven Ergebnisse und die Motivation der Modellstation haben mich jedoch ermutigt. So entstand das vorliegende Buch.

Es soll all denen eine Hilfestellung sein, die sich mit dieser Thematik beschäftigen. Hauptsächlich habe ich das Buch für die Pflegepraktikerinnen geschrieben. Dieses Buch kann das praktische Üben nicht ersetzen, sondern soll Sie, die Leserinnen und Leser ermutigen Pflegeplanung in der Praxis auszuprobieren: *Pflegeplanung ist kein kompliziertes Theoriegebäude, sondern Grundlage unserer täglichen Arbeit.* Beim Lesen des Buches werden sie merken, dass sie die Elemente der Pflegeplanung täglich ausführen.

Ein besonderer Dank gilt dem Pflegeteam der Station 3A, des Städtischen Krankenhauses in Kiel. Ihre Motivation und Ausdauer bei der Einführung der Pflegeplanung haben mich ermutigt dieses Buch zu schreiben.

Ich danke Thorsten Dapper, Margret Bartsch und Kerstin Meyborn für die konstruktiven Meinungen. Weiterhin möchte ich Bernhard Schneider, Isa Lohmann und Andrea Braig für die erstellten Fallbeispiele (vgl. Anhang) danken. Ein großer Dank geht an den Zeichner, Gregor Bruhn, dessen treffsichere Zeichnungen eine abwechslungsreiche Gestaltung ermöglichten.

Schließlich gilt mein Dank auch dem Engagement meines Lektors bei der Verwirklichung dieses Buches und dem Medienkontor Lübeck für die schöne Gestaltung der ersten Auflage.

Kiel, im Juli 1997

Birgitt Budnik

Einleitung

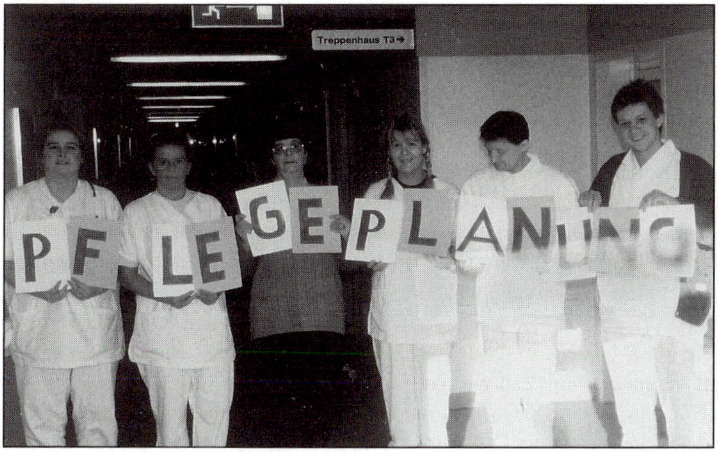

Modellstation 3A (Foto: B. Budnik)

Pflegeplanung ist immer noch ein sensibles Thema in der Pflege. Bei vielen Pflegekräften löst die Forderung des Managements, Pflegeplanung in der täglichen Praxis anzuwenden, Unsicherheiten und Ängste aus. Einige Pflegekräfte erinnern sich mit Schweißtropfen auf der Stirn an ihre Ausbildungszeit und die damit verbundene Auseinandersetzung mit der Pflegeplanung. Diese Schweißtropfen müssen nicht sein: Pflegeplanung vollzieht sich schon seit Jahren in den Köpfen der Pflegekräfte! Wir müssen uns nur darin üben, dieses Gedankengut zu dokumentieren. Weiterhin sind die Pflegepraktikerinnen gefragt, die theoretische Auseinandersetzung mit der Pflegeplanung praxisorientiert umzusetzen.

Eine Theorie ist nur so gut wie ihre Anwendbarkeit. Diese Aussage belegt die Notwendigkeit, die Unterschiede der didaktischen (schulischen) und praktischen (im Pflegealltag anwendbaren) Pflegeplanung stärker hervorzuheben: Ich erinnere mich gut an meine anfänglichen Ängste und Vorurteile. Ich hatte weder in meiner Ausbildung Pflegeplanung vermittelt bekommen, noch praktisch erfahren.

Der § 4 des Krankenpflegegesetzes von 1985 (1986 Inkraftsetzung) legt die fachkundige, sachkundige, *umfassende* und *geplante* Pflege als Ausbildungsziel fest. Damit sind Lehrkräfte für Pflegeberufe verpflichtet, geplante Pflege als Ausbildungsziel zu lehren. Damit begann für mich eine gezielte Auseinandersetzung mit der Pflegeplanung, die bis heute nichts an Spannung verloren hat.

In der *gesetzlichen Regelung zur Qualitätssicherung* wird die Notwendigkeit geplanter Pflege und deren Dokumentation neu fundamentiert und eingefordert. Es wird ein System benötigt, welches die Pflegequalität sichert und transparent macht. Dazu ist Pflegeplanung ein ideales Instrument, um den gesetzlichen Forderungen nachzukommen, da sie Aspekte der Qualitätssicherung enthält und die Grundlage einer geplanten, zielorientierten, nachvollziehbaren und menschenorientierten Pflege bildet.

Infolge der angespannten Situation im Gesundheitswesen kommt ein weiterer Aspekt hinzu: Durch die fortschreitenden Einsparungsmaßnahmen „wird der Gürtel enger geschnallt". Diese Situation erfordert ein verstärktes Umdenken auf dem pflegerischen Sektor. Die abverlangten Personaleinsparungen und verminderten Budgets auf der einen Seite und die zu leistende Qualitätssicherung auf der anderen Seite stellen die Pflege vor eine fordernde und schwere Situation. Dadurch bedingt wird eine belegbare, gezielte und effektive Pflege, bei der die Ressourcen der Pflegekräfte nicht vergeudet, sondern sinnvoll eingesetzt werden, immer wichtiger. Die geplante Einführung der DRG's in Krankenhäusern erfordert meines Erachtens eine erhöhte Anforderung an die Dokumentation. Will die Pflege bei dem DRG – System nicht ins „Hintertreffen" geraten, ist es höchste Zeit, eine lückenlose und exakte Pflegedokumentation, welche die Pflegeplanung beinhaltet, umzusetzen!

Mit der praktischen Integration der Pflegeplanung werden wir nicht nur gesetzlichen Regelungen gerecht, sondern bauen eine Brücke zwischen Theorie und Praxis. Betrachten wir die immer wieder aktuellen Diskussionen über das Berufsbild der Pflege, so kann Pflegeplanung behilflich sein, Pflege transparent zu gestalten. Somit wird die Pflegeplanung nicht nur eine Partnerin auf dem Weg zur Emanzipation der Pflege, sondern kann behilflich sein, unsere Arbeitsplätze in Zukunft zu sichern.

Machen Sie ihren Kopf frei von den Schauermärchen, die Sie über die Pflegeplanung gehört haben, und gestalten Sie ein neues Kapitel Pflegepraxis. Lesen Sie nicht nur dieses Buch, sondern probieren Sie auch die praktische Anwendung! Bei jedem Versuch werden Sie erkennen, dass Pflegeplanung gar kein schwieriges theoretisches Gebilde ist. Überzeugen Sie sich selbst!

Alle Personen in den Beispielen sind fiktiv. Jede Übereinstimmung mit (lebenden oder verstorbenen) Personen wäre zufällig und nicht beabsichtigt.

Um den Lesefluss im Text nicht zu hemmen habe ich anstatt immer die männliche und weibliche Form zu nennen ohne Wertung nur die weibliche Anrede benutzt, die die männlichen Leser selbstverständlich mit berücksichtigt.

Inhaltsverzeichnis

1 Ein Blick über den Tellerrand der Pflegeplanung

Qualitätssicherung: Ein Grund zur Freude?

Qualität ist kein Fremdwort. Bei jedem Einkauf berücksichtigen wir den Qualitätsgedanken. Egal, ob wir einen Pullover, Gemüse oder ein Auto kaufen, wir achten auf die Qualität und vergleichen die Ware nach qualitativen Aspekten (und Preis-Leistungsverhältnis), bevor wir uns entscheiden. Als Kundinnen wollen wir für unser Geld auch einen Qualitätsstandard. Um dies zu gewährleisten müssen Produkte bestimmte Anforderungen erfüllen.

Die Kundin, die pflegerische Leistung benötigt, hat in Deutschland kaum eine Wahlmöglichkeit. Die Qualität erbrachter pflegerischer (und auch ärztlicher) Dienstleistungen ist bisher kaum diskutiert worden. Dieses Defizit wird jetzt aufgeholt. In den Pflegezeitschriften tauchen regelmäßig Artikel über „Qualität, Qualitätsmanagement und Qualitätssicherung“ auf.

Die Auseinandersetzung mit der Qualitätssicherung liegt in der gesetzlichen Verpflichtung begründet:

- Krankenhäuser haben sich an Maßnahmen zur Qualitätssicherung zu beteiligen und sicherzustellen, dass diese sich auf die Qualität der Behandlung, der Versorgungsabläufe und Behandlungsergebnisse erstreckt. Die Maßnahmen müssen so gestaltet sein, dass vergleichende Prüfungen ermöglicht werden (§ 137 SGB V).
- Zugelassene Pflegeeinrichtungen sind verpflichtet sich an Maßnahmen der Qualitätssicherung zu beteiligen. Prüfungen durch den Medizinischen Dienst oder von bestellten Sachverständigen sind zu ermöglichen. Die Prüfung betreffen die Pflege, Versorgungsabläufe und Pflegeergebnisse (§ 80 Abs. 2 SGB XI).
- Die Qualität erbrachter Leistungen des Pflegepersonals muss festgelegt und dokumentiert werden.

Ziel dieser Regelung ist, „eine *ausreichende, zweckmäßige und wirtschaftliche* sowie an einem *ganzheitlichen* Pflegekonzept orientierte (...) Pflege zu gewährleisten“ (GSG, Art. 9, § 1; Abs. 3).

Es ist bisher aber noch schwierig zu definieren, was unter Qualität in der Pflege zu verstehen ist. Sehr treffend beschreiben es die Definition von Avedis Donabedian (Professor der Universität Michigan) mit Erweiterung von Williamson (ehem. Professor der John-Hopkins Universität, Baltimore):

- Donabedian definiert Qualität als den Grad der Übereinstimmung zwischen Zielen des Gesundheitswesens und der wirklich geleisteten Pflege.
- Williamson erweiterte diese Definition und bezeichnet Qualität als den Grad des erreichten Erfolges in der Pflege, der mit dem verantwortlichen Gebrauch von Mitteln und Leistungen erreicht wird (vgl. Weh/Sieber, S. 9).

Qualität der Pflegeleistungen wird als die Erhaltung, die Absicherung und Steigerung der bisherigen Pflegequalität, sowie deren Überprüfung verstanden.

Qualität ist stets als dynamisch anzusehen und nicht als eine einmal erreichte feststehende Konstante (vgl. Carl-Otto Bauer, in: Weh/Sieber, S. 5). Daher werden immer Bemühungen stattfinden, die Qualität zu definieren, zu vergleichen, zu sichern und zu verbessern. Sicher ist, dass die gesetzliche Forderung eine ganze Lawine ins Rollen gebracht hat. In Institutionen des Gesundheitswesens sind Begriffe wie Pflegemodelle, Unternehmens- und Pflegeleitbild keine Fremdworte mehr.

In die Institutionsstrukturen ist Bewegung gekommen, z.B. werden Qualitätszirkel organisiert, Standards erarbeitet, Dokumentationssysteme überarbeitet und erneuert, über patienten-, bzw. kundenorientierte Organisationsformen und die Integration der Pflegeplanung diskutiert.

Vielleicht empfinden einige Pflegekräfte diese Bewegung als beängstigend. Betrachten wir die jahrelangen Diskussionen über das Berufsbild und das Selbstverständnis der Pflege, so kommen Aussagen wie Pflegekrise und Pflegenotstand in Erinnerung.

Veränderungen bewirken in gewisser Weise *Verunsicherungen.* Uns sollten diese neuen Aufgaben nicht ängstigen, sondern ermutigen. Meiner Ansicht nach erhalten wir durch diese Bestrebungen eine Chance, die lang ersehnte Professionalität, die der Pflege zusteht, zu belegen!

Was sind Theorien und Modelle?

Viele Begriffe schwirren durch die Luft: *Pflegetheorien, Pflegemodelle, Pflegeleitbild, Unternehmensleitbild.* Wer soll da noch unterscheiden können? Es ist allerdings nicht unbedeutend, dass Pflegekräfte die verschiedenen Begriffe definieren können. Da diese Bezeichnungen oft synonym verwendet und „durcheinander gewürfelt“ werden, möchte ich diese Begriffe und ihre unterschiedlichen Bedeutungen kurz erläutern.

Theorie

Gedankliche, wissenschaftliche, abstrakte, spekulative Betrachtung; Erklärungsweise ohne Hinblick auf Anwendung und praktische Verwertung.
(Aus: Ullstein Lexikon der deutschen Sprache)

Eine Theorie ist immer eine abstrakte (rein begriffliche) Betrachtung. Sie erläutert die Realität und bezieht Erkenntnisse aus anderen Wissenschaften, z.B. Soziologie, Psychologie mit ein (vgl. Drerup, S. 22). Somit bieten Theorien einen Orientierungsrahmen (vgl. Mischo-Kelling/Zeidler, S. 13).

Beispiel
Sie planen den Bau eines Seniorenheims. Nicht nur der Bauplan ist hier von Bedeutung, sondern auch ihre Begründung über Sinn und Zweck der Gestaltung. Sie beziehen andere wissenschaftliche Erkenntnisse und Forschungsergebnisse mit ein, z.B. die Wirkung bestimmter Wandfarben auf die Bewohnerinnen, die psychosoziale Begründung für den geplanten Theaterraum und erklären diese Ansätze theoretisch.

Pflegetheorien helfen „Pflege" zu erklären, vorherzusagen, zu ändern oder auch zu verstehen (vgl. Mischo-Kelling/Zeidler, S. 16).

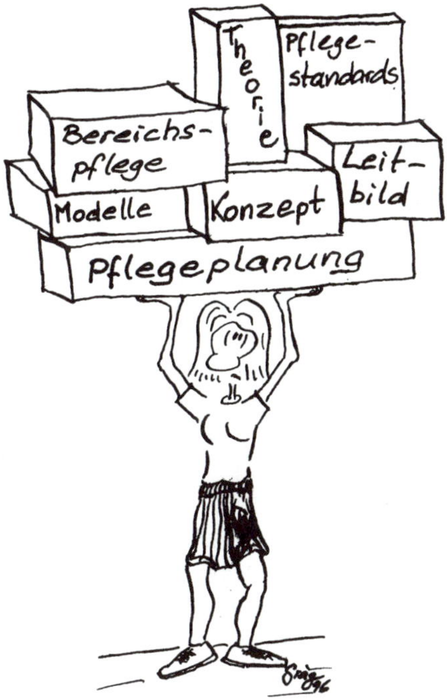

Modell

Vorbild, Muster, Urform; Entwurf oder verkleinerte Nachbildung; nur die wesentlichen Züge einer enthaltenen Vorstellung.
(Aus: Knaurs Fremdwörter Lexikon)

Das Modell ist eine Darstellung eines Gegenstandes oder eines Handlungsablaufes. Modelle erleichtern eine Betrachtung der Pflege bzw. ermöglichen sie überhaupt erst (vgl. Drerup, S. 22). Pflegemodelle zeigen verschiedene Ansätze auf, wie Pflege idealerweise sein sollte. Dabei fungieren Pflegemodelle Richtungsweisend. Je nach Pflegemodell (z.B. Orem, Roper) können die Ansätze und Richtungen verschieden sein.

Beispiel
Wenn Sie sich das Seniorenheim vorstellen, so können Sie bei der Betrachtung immer nur gewisse Anteile des Bauwerkes erfassen. Um einen Überblick über die gesamte Größe des Seniorenheimes zu bekommen bauen Sie ein *Modell* des Seniorenheimes. Anhand dieser Nachbildung können Sie mit einem Blick das gesamte Seniorenheim und die speziellen Besonderheiten bestimmter Bauabschnitte erfassen. Übertragen wir dieses Beispiel auf die Pflege, wird deutlich, dass pflegerische Institutionen verschiedene Richtungen verfolgen (versch. Modelle) also auch unterschiedliche Ansätze haben, wie Pflege idealerweise durchgeführt werden soll. Die pflegerische Richtung in einem Seniorenheim wird sich von der in einem Krankenhaus unterscheiden. Das gewählte Pflegemodell zeigt hierbei auf, welche Richtung und Ansätze in der jeweiligen Institution verfolgt werden. Es kann auf einen Blick erfasst werden, welche Grundsätze die Pflegeeinrichtung hat.

☺ Pflegemodelle helfen den Komplex Pflege zu erkennen und das charakteristische an ihr zu bestimmen (vgl. Drerup, S. 22).

Pflegemodell – was ist das?

Ein Pflegemodell bezieht sich auf Schwerpunkte, in dem es den Charakter der Pflege sieht. Diese Schwerpunkte können unterschiedlich sein, z.B.:

- **Bedürfnisse:** Die Bedürfnisse der Patientin und die sich aus der Erkrankung der Patientin ergebenden, pflegerische Probleme stehen im Mittelpunkt (Bedürfnissmodelle, z.B. Roper et. al., Orem)
- **Interaktion:** Die zwischenmenschliche Wechselbeziehung von Patientin und Pflegeperson steht im Mittelpunkt (Interaktionsmodelle, z.B. Peplau, Orlando).
- **Pflegeergebnis:** Dabei bildet das Ergebnis der Pflege den zentralen Punkt, z.B. die Patientin wird unterstützt, um wieder ein Gleichgewicht zwischen sich und ihrer Umwelt zu erlangen (Pflegeergebnismodelle, z.B. Rogers, Roy).

Die Pflege ist immer eine Interaktion, die Bedürfnisse der Patienten integriert und auf ein Pflegeergebnis ausgerichtet ist. Daher muss sich eine Institution nicht zwingend auf ein Pflegemodell (Pflegecharakter) festlegen.

Die verschiedenen Pflegemodelle regen dazu an, zu reflektieren wie Pflege in dieser Institution ausgerichtet sein soll. So kann eine Institution z.B. eine Mischung aus Ropers und Orems Modell anstreben. Weiterhin ist es durchaus denkbar verschiedene Pflegemodelle aus der Praxis heraus zu erstellen.

Nach Thibodeau sind die folgenden Aspekte für ein Modell unerlässlich: (vgl. Drerup, S. 23):

- Mensch und Gesellschaft
- Gesundheit
- Umwelt
- Pflege.

Die Aspekte stehen eng miteinander in Verbindung, d.h. sie bilden eine Wechselbeziehung. Somit beinhaltet ein Pflegemodell immer ein bestimmtes Verständnis von:

- Menschenbild
- Gesundheits- und Krankheitsbild
- Berufsbild Pflege.

Auf die verschiedenen Pflegemodelle einzugehen würde den Rahmen des Buches sprengen. Um einen Einblick zu erhalten, erläutere ich ansatzweise das Pflegemodell von Nancy Roper et. al., das auch Aspekte von Virgina Henderson aufgreift. Ich habe dieses Modell gewählt, da es als erstes Modell in deutscher Sprache erhältlich war und damit auch weitgehend bekannt ist.

Anschließend zeige ich die Verbindungen zu Liliane Juchli und Monika Krohwinkel auf. Da sich das Pflegemodell von Dorothea E. Orem zunehmender Beliebtheit erfreut, stelle ich die wesentlichen Aussagen dieses Modells dar.

Bei der Modelldarstellung von Roper et al. beziehe ich mich auf Roper et al., Drerup und Mischo-Kelling. Die Erläuterungen zu Juchli stützen sich auf ihr Buch „Pflege“, sowie auf das Lehrbuch „Pflege heute“. Die Darstellung zu Krohwinkel wurden dem Buch „Pflege heute“ entnommen. Die Aussagen zu dem Modell von Orem stützen sich auf Aussagen von Stephen J. Cavanagh und das Lehrbuch „Pflege heute“. Die genauen Quellenangaben finden Sie im Anhang (Quellenverzeichnis).

Roper et al.: Die Elemente der Pflege (LA)

Das Pflegemodell von Nancy Roper, Winifred W. Logan und Alison J. Tierney beruht auf einem Modell des Lebens.

Entstehung und Entwicklung

In den Jahren 1970 – 1974 legte Nancy Roper mit ihren Forschungen die Basis für ihr Pflegemodell, das Mitte der siebziger Jahre von Roper, Logan und Tierney weiterentwickelt und veröffentlicht wurde. In dem Pflegemodell werden Erkenntnisse aus der Physiologie, Psychologie und Pflege miteinander verbunden. Grundlage in diesem Pflegemodell ist die Meinung, dass sich Pflege an beobachtbaren und messbaren Elementen orientieren soll und sich nicht auf Intuition, Glück, Brauchtum, Tradition oder Gewohnheiten verlassen kann.

Grundaussagen

Die Autorinnen vertreten die Ansicht, dass Pflege aufgrund ihrer Komplexität und Spezialisierung theoretisch untermauert werden muss und zuerst die *Elemente der Pflege* identifiziert werden müssen (vgl. Mischo-Kelling/Zeidler, S. 17). Im Mittelpunkt steht dabei ganz deutlich der Mensch. Dabei orientieren sie sich am Modell des Lebens. Nach ihrer Auffassung ist das Leben ein Prozess von der Empfängnis bis zum Tod: Während dieser Lebensspanne bewegt sich der Mensch zwischen den beiden Polen der völligen Abhängigkeit bis zur völligen Unabhängigkeit.

Lebensaktivitäten

Den zentralen Ansatz des Pflegemodells bilden die zwölf Aktivitäten des Lebens (LA):

- Für eine sichere Umgebung sorgen
- Kommunizieren
- Atmen
- Essen und Trinken
- Ausscheiden
- Sich sauber halten und kleiden
- Die Körpertemperatur regulieren
- Sich bewegen
- Sich als Mann, Frau oder Kind fühlen und verhalten
- Schlafen
- Sterben.

Jeder Mensch übt diese Lebensaktivitäten auf verschiedene Art und Weise aus. Daher sind diese Aktivitäten immer individuell gestaltet. Dabei muss zusätzlich berücksichtigt werden, dass die Lebensaktivitäten von vielseitigen Faktoren beeinflusst werden, z.B. kulturelle Faktoren, Umwelt, Gesellschaft.

Individuelle Pflege

Die Pflegenden setzen sich mit den Aktivitäten auseinander, um die Gewohnheiten des Menschen zu erfahren:

- Wie, wie oft, wo, wann, warum ein Mensch die Lebensaktivitäten ausübt.
- Was der Mensch über die Lebensaktivitäten weiß.
- Welche Einstellung der Mensch zu den jeweiligen Lebensaktivitäten hat.

Pflegeerfordernisse

Pflege wird dann erforderlich, wenn der Mensch Probleme bezüglich seiner Lebensaktivitäten lösen, lindern oder bewältigen muss. Diese Probleme können verschiedene Ursachen haben, z.B. Wechsel der gewohnten Umgebung und Routine, Krankheit und/oder Behinderung.

Rolle der Pflegekraft

Die Pflegekraft begleitet den Menschen während eines bestimmten Zeitabstandes. Die Pflegekraft wirkt beratend, begleitend, unterstützend und anleitend. Dabei verfolgen Pflegekräfte die Ziele, dass die Patientinnen die größtmögliche Unabhängigkeit in den Lebensaktivitäten erlangt und Beeinträchtigungen vorgebeugt wird. Damit unterstützen sie die Vermeidung, Linderung und Lösung von Problemen. Anmerkung der Autorin: Besonders bei der Pflege von alten Menschen kann die Rolle der Pflegekraft auch abnehmend sein. Dafür kann sich ihr Pflegeschwerpunkt auf die Linderung von Beschwerden und eine Sterbebegleitung verlagern. Eine Lösung der Probleme ist daher nicht immer zwingend bzw. realistisch.

In dem Bereich der unterstützenden und dem Wohlbefinden fördernden Pflege ist die Pflegekraft unabhängig von Ärztinnen. In anderen Bereichen wiederum auf die ärztliche Anordnung angewiesen.

Pflegeprozess

Eine grundlegende Voraussetzung für eine individuelle Pflege ist die Informationssammlung. Es werden Lebensgewohnheiten, Ressourcen und Probleme erfasst. Erst dann kann die Pflegekraft erkennen, bei welchen Aktivitäten und in welchem Maß der Mensch Unterstützung benötigt und wünscht. Die Informationen werden geprüft, die Probleme und deren Rangfolge identifiziert. Diese gesammelten Informationen werden nach Zielsetzung, Planung und Durchführung ausgewertet.

Wurde eine Zielsetzung nicht erreicht oder tritt ein neues Probleme auf, muss dieses in die Planung einbezogen werden. Bleibt ein Problem weiterhin bestehen, ist zu prüfen, ob andere Maßnahmen zum Erreichen der Zielsetzung führen können, oder evtl. die Zielsetzung für diesen Menschen verändert werden muss.

Liliane Juchli: Die Aktivitäten des täglichen Lebens (ATL)

Liliane Juchli stützt sich bei ihren Erarbeitungen im Wesentlichen auf Roper et. al. und Henderson. Damit hat sie kein eigenes Modell entwickelt, sondern die bestehenden Grundlagen um ihre persönliche, religös-christliche Sichtweise erweitert.

Leben drückt nach Juchli Aktivität aus, welche die Lebensweise, Lebensart oder Lebensführung beschreibt. Diese benennt sie als Grundbedürfnisse (Aktivitäten), die sich nur in der alltäglichen Wirklichkeit befriedigen lassen. Deshalb spricht sie von den Aktivitäten des täglichen Lebens (ATL).

Dabei sind alle Aktivitäten des täglichen Lebens miteinander vernetzt und wirken zusammen. Sie beschreibt die Aktivitäten des täglichen Lebens als eine Art Checkliste zur Erfassung der Pflege, betont jedoch, das es gilt den ganzen Menschen wahrzunehmen und nicht nur eine einzelne Aktivität. Dabei gilt es die Aktivität in einem großen Rahmen zu sehen, welcher durch die Einflussfaktoren, Rahmenbedingungen und Wechselwirkungen bedingt werden.

Juchli beschreibt die Aktivitäten des täglichen Lebens als ein brauchbares Konzept für den Umgang mit den Elementen der Gesundheitsbildung und Pflege, die eine systematische Übersicht geben und so von Theorie und Praxis genutzt werden können.

Die 12 ATL beinhalten:
Wach sein und schlafen
Sich bewegen
Sich waschen und kleiden
Essen und trinken
Ausscheiden
Körpertemperatur regulieren
Atmen
Sich sicher fühlen und verhalten
Raum und Zeit gestalten – arbeiten und spielen
Kommunizieren
Kind, Frau, Mann sein
Sinn finden im Werden – Sein – Vergehen.

Monika Krohwinkel: Aktivitäten und existentielle Erfahrungen des Lebens (AEDL)

Monika Krohwinkel hat kein eigenes Modell erstellt, sondern die Aktivitäten des täglichen Lebens erweitert. Ihr Anliegen ist es, den Umgang mit existentiellen Erfahrungen des Lebens einzubringen.

Die 13 AEDL beinhalten:
Kommunizieren
Sich bewegen
Vitale Funktionen des Lebens aufrecht erhalten
Sich Pflegen
Essen und trinken
Ausscheiden
Sich Kleiden
Ruhen und Schlafen
Sich beschäftigen
Sich als Mann oder Frau fühlen und verhalten
Für eine sichere Umgebung sorgen
Soziale Bereiche des Lebens sichern
Mit existentiellen Erfahrungen umgehen.

Bei den existentiellen Erfahrungen unterscheidet sie:

Die Existenz gefährdende Erfahrungen: Verlust von Unabhänigkeit, Sorge, Angst, Misstrauen, Trennung, Isolation, Ungewissheit, Hoffnungslosigkeit, Schmerzen, Sterben.

Die Existenz fördernde Erfahrungen: Wiedergewinnung von Unabhänigigkeit, Zuversicht, Freude, Vertrauen, Integration, Sicherheit, Hoffnung, Wohlbefinden.

Erfahrungen, welche die Existenz fördern oder gefährden: kulturgebundene Erfahrungen wie Weltanschauungen, Glaube, Religionsausübung, lebensgeschichtliche Erfahrungen.

Dorothea E. Orem: Selbstpflege und Selbstpflegedefizit

Nach Orem beherrschen die Menschen ein gewisses Maß an Selbstpflege, wenn sie die Auseinandersetzung mit ihrem sozialem Umfeld gelernt haben. Damit steht der Selbstpflegebedarf und die Selbstpflegefähigkeit im Gleichgewicht. Wird dieses Gleichgewicht gestört, liegt ein Selbstpflegedefizit vor.

Universelle Selbstpflege-erfordernisse	Entwicklungsbedingte Selbstpflege-erfordernisse		Gesundheits-bedingte Selbstpflegee-rfordernisse bei
	In den jeweiligen Lebens-abschnitten	Zur Vorbeugung und Überwindung von entwicklungs-schädigenden Einflüssen	
▪ Atmung ▪ Flüssigkeitsaufnahme ▪ Nahrungsaufnahme ▪ Ausscheidung ▪ Gleichgewicht von Ruhe und Aktivität ▪ Vorbeugung von Gefahren ▪ Gleichgewicht zwischen Einsamkeit und sozialer Interaktion ▪ Aktivität und Entwicklung innerhalb der sozialen Gruppen und Bedürfnis nach Normalität	▪ Des Ungeborenen ▪ Des Neugeborenen ▪ Des Kleinkindes ▪ Des Kindes ▪ Des Jugendlichen ▪ Des Erwachsenen ▪ Der Schwangeren	▪ Fehlende Erziehung und Bildung ▪ Beeinträchtigung der sozialen Anpassung ▪ Verlust von Freunden, Verwandten, Bekannten ▪ Verlust von beruflicher Sicherheit und Besitz ▪ Abrupte Veränderung des Wohnsitzes in unbekannte Umgebung ▪ Schlechte Gesundheit oder Invalidität ▪ Bedrückende oder unterdrückende Lebensbedingungen ▪ Terminale Krankheit oder bevorstehender Tod	▪ Krankheit ▪ Verletzung ▪ Behinderung ▪ Diagnostischen und therapeutischen Maßnahmen ▪ Veränderung der Struktur und der Funktion ▪ Veränderung im Verhalten oder den Gewohnheiten des Lebens

Die verschiedenen Selbstpflegeerfordernisse nach Orem. *(Aus: Menche/Bazlen/Kommerell: Pflege heute. 2. Aufl., Urban & Fischer Verlag, München 2001)*

Mit dieser Beschreibung macht Orem die professionelle Pflege davon abhängig, ob ein Selbstpflegedefizit vorliegt.

Nach ihren Vorstellungen gibt es Menschen,

- die krank sind aber keine Hilfe benötigen, z.B. der Diabetiker, der gelernt hat mit seiner Krankheit verantwortungsbewusst zu leben
- die gesund sind aber trotzdem Pflege benötigen, z.B. der Säugling, der die Pflege seiner Mutter braucht.

Nach Orem beinhaltet die Pflege:
Handeln für die Pflegebedürftige
Anleiten
Körperlich und seelisch unterstützen
Umgebung schaffen, die der persönlichen Entwicklung dienlich ist
Unterrichten der Pflegebedürftigen

Weiterhin betont Orem die Wichtigkeit, Familienangehörige und andere Bezugspersonen einzubeziehen.

Sie unterscheidet zwischen der
- kompensatorischen Pflege (Handeln für die Patientin)
- der teilweisen kompensatorischen Pflege (Handeln für und mit der Patientin) und
- der Unterstützung zur Selbstpflege.

Im Vordergrund ihres Modells steht immer die Aktivierung bzw. Reaktivierung der Selbstpflegefähigkeit.

Pflegemodelle: Hilfestellung oder Verwirrung?

Bereits 1970 entstanden die Anfänge der Diskussionen über Pflegemodelle in den USA und sie erreichten nach 15 Jahren Verspätung auch Europa.

Die Entwicklung und empirische Überprüfung von Pflegemodellen fand verstärkt in den Ländern statt, in denen es die Möglichkeit eines pflegewissenschaftlichen Studiums gab (vgl. Mischo-Kelling/Zeidler, S. 16).

Berücksichtigen wir die Tatsache, dass Absolventen pflegewissenschaftlicher Studiengänge in Deutschland z.Zt. noch nicht in angemessener Weise wirken können, wird bewusst, warum Pflegemodelle noch nicht zum Pflegealltag gehören. Es zeichnet sich aber eine Entwicklung ab, welche die ersten Schritte zur Professionalisierung der Pflege beschreitet.

Pflegemodelle mögen uns auf den ersten Blick vielleicht verwirren und verunsichern. Beim genaueren hinschauen wird deutlich: Sie sind eine bedeutende Hilfestellung „das Wesen der Pflege“ darzustellen, es zu erläutern und zu begründen.

Dass wir uns im ersten Augenblick verwirrt fühlen, mag darin begründet sein, dass die wissenschaftliche, fundierte und begründete Auseinandersetzung „mit dem Wesen der Pflege“ in Deutschland noch relativ jung ist und für uns eher noch befremdlich ist.

Die Tendenz, dass Pflegekräfte sich zunehmend mit dem *Pflegewesen* auseinandersetzen, wird an den Klärungsversuchen der Fragen *was ist Pflege? Wie definieren wir unser Berufsfeld? etc.* deutlich. Pflegemodelle können uns auf dieser Suche unterstützen, uns verschiedene Denkansätze liefern und pflegerische Richtungen aufzeigen.

Ein Modell soll der Praxis, Ausbildung, Verwaltung und Erforschung der Pflege dienen.
Es soll in der Praxis einen Rahmen für die Handlungen, in der Ausbildung einen Rahmen für die Organisation des Curriculums (Wissen, Fähigkeiten und Vorgehensweisen, die für das Erlernen der Praxis notwendig sind) schaffen, in der Verwaltung allgemeine Ziele umreißen, in der Forschung Richtlinien setzen (vgl. Roper et. al. S. 31).
Pflegemodelle liefern uns Pflegekräften professionelles Wissen und stellen eine Verbindung zwischen der Theorie und der Praxis her.

☺ Pflegepraxis ohne Theorie wird blind, Pflegetheorie ohne Praxis bleibt leer (vgl. Drerup, S. 17).

Aus ethischen, rechtlichen und professionellen Gründen ist es wichtig, dass Pflegefachkräfte sorgfältig abwägen, *wie* sie die Pflege planen, durchführen und schließlich evaluieren wollen. Pflegemodelle unterstützen bzw. begleiten diesen Prozess (vgl. Cavanagh, S. 13).

Unternehmensleitbild und Pflegeleitbild

Das Leitbild spiegelt die grundsätzlichen Ziele, Werte und Vorstellungen eines Unternehmens wieder. Damit wird versucht ein *realistisches Idealbild* anzustreben. Die Zielsetzung ist zukunftsorientiert ausgerichtet und wird höchstwahrscheinlich von dem gegenwärtigen Zustand abweichen.

Unternehmensleitbild

Ein Unternehmensleitbild beschreibt, welche Grundsätze, Werte, Ziele und Handlungsprinzipien in einem Unternehmen vertreten bzw. angestrebt werden. Ein Unternehmensleitbild konzentriert sich dabei auf betriebliche Zielsetzungen. Dabei gilt es, die Interessen verschiedener Arbeitsbereiche „auf einen grundsätzlichen Nenner" zu bringen.

☺ Das Unternehmensleitbild macht transparent, welche Philosophie ein Unternehmen vertritt und kann damit als eine Art gemeinsamer Wegweiser verstanden werden, der den Mitarbeiterinnen eine Orientierung bietet. Diese Philosophie wird in der Öffentlichkeit repräsentiert.

Pflegeleitbild

Das Pflegeleitbild leitet sich aus dem Unternehmensleitbild ab. Was aber beschreibt ein Pflegeleitbild?

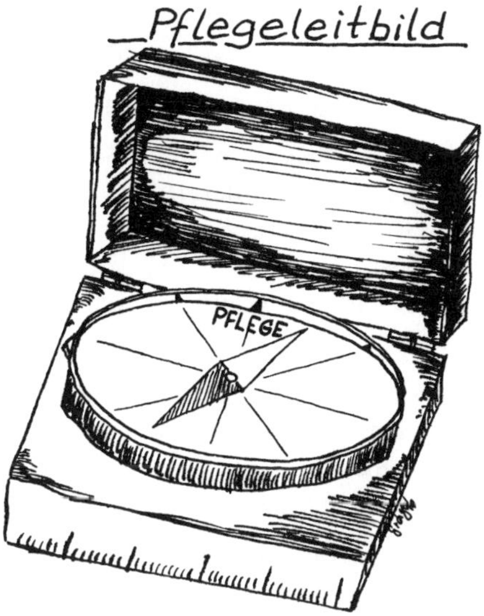

Jede Pflegekraft hat eine persönliche Vorstellung, was Pflege für sie bedeutet. Überlegen Sie kurz, welche Zielsetzungen Sie mit der Pflege der Patientinnen verfolgen. Würden Sie in ihrem pflegerischen Arbeitsbereich den Kolleginnen diese Frage stellen, bekämen Sie mit hoher Wahrscheinlichkeit vielfältige und unterschiedliche Antworten. Diese persönlichen Vorstellungen beeinflussen unsere Entscheidungs- und Handlungsweisen.

Wie kann sich die Pflege in einem Unternehmen weiterentwickeln wenn alle Pflegekräfte eine unterschiedliche Vorstellung haben? Es stellen sich die Fragen, was in diesem Unternehmen unter Pflege verstanden und welche Zielsetzungen verfolgt werden sollen.

Beispiel

Bei der Suche nach einen neuen Arbeitsplatz stellen wir uns viele Fragen, z.B. wird in der Klinik funktionell oder menschenorientiert gepflegt? Werden pflegewissenschaftliche Erkenntnisse in der Pflegepraxis integriert? Gibt es Fort- und Weiterbildungsmöglichkeiten? Ist meine Kreativität gefragt? Welche Erwartungen werden an mich gestellt? usw.

Die Pflege wird z.B. in einer christlich orientierten Institution andere Inhalte aufweisen als in einer anthroposophisch ausgerichteten Institution.

Wir suchen nach Informationen, die uns aufzeigen, ob wir uns mit der Pflege in der jeweiligen Institution identifizieren können, oder ob wir ein gänzlich anderes Verständnis haben. Ein Pflegeleitbild spiegelt diese Informationen wieder.

☺ Ein Pflegeleitbild beschreibt, welche pflegerischen Zielsetzungen in einem Unternehmen verfolgt werden und bietet somit einen „roten Faden“ für die Pflegepraxis.

Verbindungen zwischen Pflegemodellen und Pflegeleitbild?

Anhand des vorangegangene Kapitels erkennen Sie Schnittpunkte zwischen Pflegeleitbild und Pflegemodellen. Da ein Pflegeleitbild pflegerische Zielsetzungen beinhaltet und richtungsweisend fungiert, setzt es sich mit dem was Pflege beinhaltet auseinander. Genau diese Inhalte werden wiederum in Pflegemodellen beschrieben. Ein pflegerisches Wirrwar? Nein! Es ist ganz einfach und logisch:

Beispiel
In Ihrer Institution hat sich eine Projektgruppe gebildet, die sich mit der Thematik „Entwicklung eines Pflegeleitbildes“ auseinandersetzt. Als Erstes sollte geklärt werden, mit welchem Inhalt Sie den Begriff „Pflege“ füllen wollen. Genau dieser Inhalt wird in den verschiedenen Pflegemodellen beschrieben.

Unter Berücksichtigung der individuellen Rahmenbedingungen werden Sie sich auf ein bestimmtes Pflegemodell festlegen oder Aspekte aus verschiedenen Modellen integrieren.

☺ Pflegeleitbilder basieren auf der Grundlage von Pflegemodellen.

Pflegeprozess – Pflegeplanung – geplante Pflege

Allgemein bedeutet das Wort Prozess *„Ablauf, Verlauf, Vorgang, Entwicklung“*. In der gängigen Literatur wird der Begriff Pflegeprozess unterschiedlich beschrieben. Eine Gemeinsamkeit findet sich jedoch bei allen Beschreibungen wieder:

☺ Der zentrale Kern des Pflegeprozesses ist das systematische, methodische und bewusste Vorgehen, d.h. Pflege wirkt zielorientiert und problemlösend.

Nach dem Pflegeprozess verläuft die Pflege kreisförmig (auch als *Regelkreis* bekannt), und enthält verschiedene Phasen (je nach Modell: vier, fünf oder sechs Phasen).

Sechs-Phasen-Modell
1. Phase: Informationssammlung
2. Phase: Erkennen von Ressourcen und Pflegeproblemen
3. Phase: Detaillierte Festlegung von Pflegezielen
4. Phase: Planung der Pflegemaßnahmen
5. Phase: Durchführung der geplanten Pflegemaßnahmen
6. Phase: Beurteilung/Bewertung der Pflege.

Der Begriff Pflegeprozess wurde zunehmend als „Heilmittel“ dargestellt, um von einer tätigkeits- und arztorientierten Pflege zu einer patientenorientierten-individuellen Pflege zu gelangen.
Betrachten wir das 6-Phasenmodell, handelt es sich meines Erachtens jedoch eher um eine Planungsstruktur bzw. eine Methode zur geplanten und nachvollziehbaren Pflege.

Den Pflegeprozess verstehe ich als ein umfassendes Gebilde, in dem alles was sich bei der Pflege eines Menschen entwickelt bzw. geschieht integriert wird. Es ist ein System, welches geplante und transparente Pflege unter Berücksichtigung der individuellen Ressourcen und Pflegeprobleme gewährleisten soll. Diese System wird durch die Pflegeplanung transparent gemacht.

Pflegeorganisationsformen

Mit Pflegeorganisationsformen wird beschrieben, nach welchem System die Arbeit der Pflegekräfte organisiert ist, z.B. Funktionspflege, Gruppenpflege, Bereichspflege, Zimmerpflege, Bezugspflege, Primary nursing.

Es lassen sich zwei Hauptgruppen von Organisationsformen ableiten, die funktionell orientierten (Funktionspflege) und die patientenorientierten Arbeitsformen (Gruppen-, Bereichs-, Zimmer-, Bezugspflege, primary nursing).

Die Funktionspflege ist ein „alter Hut“, da sie in ihrer ursprünglichen Form heute kaum noch praktiziert wird. Dies bedeutet aber nicht, dass patientenorientierte Pflegeorganisationsformen in ihrer ursprünglichen Form Anwendung finden. Viele Pflegekräfte sind zwar der Ansicht, in der Bereichspflege zu arbeiten, bei genauerer Betrachtung „entpuppt“ sich die so genannte Bereichspflege jedoch eher als eine Mischform, welche funktionale Elemente integriert. Daher möchte ich die Kernpunkte der funktionsorientierten und der patientenorientierten Pflege kurz erläutern.

Ein alter Hut: Funktionspflege

Der Leitgedanke dieser Arbeitsform ist die funktionelle Arbeitsteilung. Diese Arbeitsform gliedert die Gesamtpflege in Einzeltätigkeiten/Teilfunktionen auf. Eine Tätigkeit wird von einer Pflegekraft bei allen Patientinnen durchgeführt: z.B. eine Pflegekraft verteilt Medikamente, eine misst den Blutdruck, eine andere Pflegekraft führt alle Verbandwechsel durch. Die einzelne Pflegekraft kann immer nur Teilaspekte erfassen, nie aber die Gesamtsituation einer Patientin. Die Tätigkeiten werden häufig hierarchisch verteilt, z.B. die Visitenbegleitung wird von der Stationsleitung gestaltet, zur Klingel geht die Schülerin.

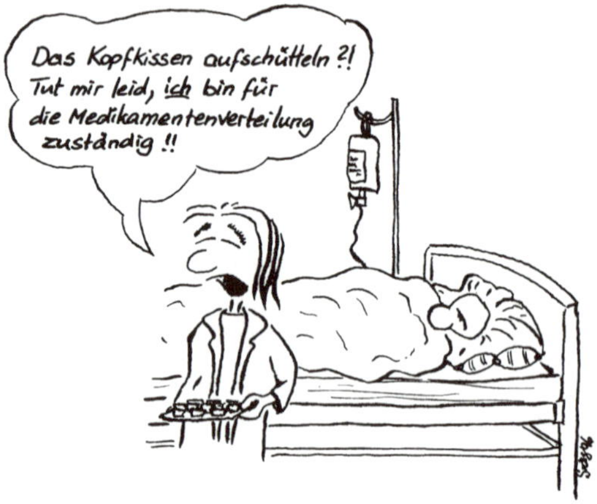

Allein die Stationsleitung ist für die Koordination und Organisation verantwortlich. Sie wird als zentrale Ansprechpartnerin (gerade für den ärztlichen Dienst) gesehen und soll jederzeit Auskunft über alle Patientinnen geben können. Bei der Pflegeübergabe liegt der Kommunikationsschwerpunkt bei den beiden Schichtleitungen.

Diese Arbeitsform stellt den funktionellen Ablauf in den Mittelpunkt und ist von einem medizinorientierten Pflegeverständnis geprägt.

Bei der funktionellen Pflegeorganisation werden die Patientinnen funktionell und aufgabenorientiert zergliedert. Pflegehandlungen werden automatisiert. Dies führt zur Verminderung von reflektiertem, bewusstem Handeln. Die Pflegekraft kann keine Zusammenhänge zwischen einzelnen Pflegetätigkeiten herstellen, z.B. kann sie den Grund für die Ermüdung der Patientin zur Mittagszeit nicht erklären, da die Mobilisation von einer anderen Pflegekraft unterstützt wurde.

Es entstehen Informationsdefizite, da der Gesamtblick für die Patientensituation nicht gewährleistet ist. Ein weiterer Grund für Informationsdefizite kann in der Gestaltung der Pflegeübergabe gesehen werden. Da diese im Schwerpunkt von beiden Schichtleitungen gestaltet wird, obwohl sie die direkte Pflege nicht ausgeführt haben, kommt es auch hier zu Fehlinformationen.

Ein Vertrauensverhältnis zwischen Pflegekräften und Patientinnen, sowie deren Angehörigen lässt sich nur schwerlich aufbauen. Die Patientin, die Angehörigen und auch die Pflegekräfte stehen „vielen Gesichtern“ gegenüber. Dadurch findet weder die Patientin einen Bezug zu den Pflegekräften, noch kann die Pflegekraft einen Bezug zur Patientin und deren Angehörigen gewinnen. Dadurch ist eine adäquate Einbeziehung von Gewohnheiten und Bedürfnissen der Patientin, sowie die Einbeziehung der Angehörigen verhindert.

Durch die funktionelle Zergliederung und hierarchische Verteilung von Tätigkeiten werden Pflegekräfte unter- bzw. überfordert. In der Ausbildung erlerntes Pflegewissen kann teilweise nicht umgesetzt werden und persönliche kreative Potentiale werden nicht gefördert. Fortschritte im Pflegeverlauf und Pflegeerfolge sind nur schwer erkennbar. Dadurch wird einerseits der qualitative Nachweis der erfolgten Pflege erschwert, andererseits kommt es zur Demotivation bei Pflegekräften mit patientenorientiertem Pflegeverständnis. Angesichts dieser Aspekte wird deutlich, dass in der Funktionspflege eine menschenorientierte sowie eine umfassende und geplante Pflege im Sinne des Pflegeprozesses nicht möglich ist.

Patientenorientierte Pflege

Diese Arbeitsform stellt die Patientin in den Mittelpunkt der Organisation und ist von einem menschenorientierten Pflegeverständnis geprägt. Die Station wird in mehrere Bereiche aufgeteilt. Dies geschieht im Team und berücksichtigt die Pflegeintensität der jeweiligen Patientinnen. Eine Pflegekraft ist jeweils für eine begrenzte Anzahl von Patientinnen zuständig. Die zu betreuenden Zimmer sollten dabei nach Möglichkeit nebeneinander liegen. Bei den patientenorientierten Pflegeorganisationsformen werden Tätigkeiten nicht aufgabenorientiert zerteilt. Die zuständige Pflegekraft übernimmt alle Tätigkeiten bezüglich „ihrer" Patientinnen und ist für die geplante und umfassende Pflege der ihr zugeordneten Patientinnen verantwortlich. Sie organisiert und koordiniert die Pflege in ihrem Bereich eigenständig. Dies beinhaltet auch die Visitenbegleitung, Dokumentation und die Zusammenarbeit mit fächerübergreifenden Berufsgruppen, z.B. Physiotherapie. Je nach Pflegeintensität und personellen Ressourcen wird die Pflegekraft von z.B. Krankenpflegehelferinnen, Schülerinnen und Praktikantinnen unterstützt. Die Pflegeübergabe wird von der zuständigen Pflegekraft an die ablösende Pflegekraft gestaltet. Bei der Übergabe setzt sich die Form der „Pflegeübergabe mit der Patientin" vermehrt durch. Dabei findet die Übergabe nicht im Stationszimmer statt, sondern vor und im Patientenzimmer. Die Patientin wird integriert (unter Berücksichtigung des Gesundheitszustandes), die Pflegekraft erhält einen direkten Einblick.

Teilweise werden anfallende Außentätigkeiten wie Telefonannahme, gewisse Schreibarbeiten, Laborbefunde abheften etc. von Stationssekretärinnen, Arzthelferinnen oder einer weiteren Pflegekraft (Außendienst) übernommen.

Die in Deutschland wohl bekannteste Form der patientenorientierten Pflege ist die Bereichspflege. Der Begriff wird jedoch teilweise missverständlich eingesetzt. Wird etwas genauer „hinter die Kulissen geschaut", tritt oftmals eine eher funktionale Bereichspflege zutage, z.B. eine Pflegekraft begleitet die Visite in ihrem Bereich, eine weitere Pflegekraft oder Schülerin führt in dieser Zeit die Pflegeverordnungen durch. Bei dieser Einteilung wird teilweise weiterhin funktionell vorgegangen, nur begrenzter und für einen kleineren Bereich. Diese Vorgehensweise mag teilweise in zu großen Bereichen oder auch in einer ungenügenden Personalbesetzung begründet sein, es spiegelt m.E. jedoch auch das jeweilige Pflegeverständnis wieder.

Eine „Mischung" kann durchaus einen Übergang von einem System zum anderen System darstellen. Wichtig ist jedoch, dass wir uns *bewusst* sind wie wir Pflege organisieren und welche Zusammenhänge und Auswirkungen entstehen.

Die Bezeichnung der Pflegeorganisationsform muss korrekt gewählt sein und darf nicht etwas „vortäuschen", was nicht vorhanden ist. Sprechen wir in diesem Fall von der funktionalen Bereichspflege, wird bewusst, dass weder in der reinen Funktions-, noch in der reinen Bereichspflege gearbeitet wird, sondern in einer Mischform.

■ Patientenorientierte Organisationsformen

Utopie oder Grundlage der Pflegeplanung?

Bei den patientenorientierten Organisationsformen wird im Gegensatz zur Funktionspflege eine Pflegekontinuität gewährleistet. Die Gesamtsituation der Patientin kann erfasst werden. Es ist entscheidend für welche Art der patientenorientierten Organisationsform sich eine Institution entschließt. Es gilt in jedem Fall die Ist-Situation innerhalb einer Institution (Pflege und Rahmenbedingungen) zu berücksichtigen.

Ich habe in diesem Zusammenhang beispielhaft die Bereichspflege gewählt, da mir diese Arbeitsform derzeit realistisch erscheint, obwohl eher Diskussionen über Primary nursing geführt werden.

Durch die verringerte Patientenanzahl kann sich ein Vertrauensverhältnis zwischen Pflegekraft, Patient und Angehörigen entwickeln. Da die Pflege umfassend gestaltet ist, werden Pflegeverlauf und Pflegeerfolge erkennbar. Informationsdefizite werden durch die direkte Pflegeübergabe der Bereichspflegekräfte minimiert. Es könnte die *Pflegeübergabe mit der Patientin* praktiziert und die Patientin als aktives Mitglied in ihren Pflegeprozess einbezogen werden, unabhängig davon, welche patientenorientierte Organisationsform gewählt wurde.

☺ Eine patientenorientierte Pflegeorganisationsform ist keine Utopie, sondern eine unumgängliche Grundlage für die Umsetzung der individuellen, geplanten Pflege.

Standards: Eingrenzung oder Hilfestellung?

Die Weltgesundheitsorganisation (WHO) definiert Standards in der Pflege als ein vereinbartes Maß an benötigter pflegerischer Betreuung für einen bestimmten Zweck; ausgerichtet auf ein erreichbares Leistungsniveau. Damit haben Standards eindeutig qualitätssichernde Aspekte. Die tatsächliche Leistung wird daran gemessen (vgl. Stösser, S. 2).

Donabedian unterscheidet zwischen:

- **Strukturstandards:** Sie beschreiben die Struktur, d.h. die Rahmenbedingungen unter denen Pflegeleistungen zu erbringen sind, z.B. Räumlichkeiten, Arbeitsorganisationsformen, Materialien, Zeit, Kompetenz und Personalbedarf.
- **Prozessstandards:** Sie beschreiben das Handlungs- und Aufgabenspektrum der Pflege, d.h. Art und Weise der Pflegehandlungen. Es werden generelle Probleme, Zielsetzungen und einzelne Maßnahmen beschrieben.
- **Ergebnisstandards:** Zeigen die generelle Zielsetzung auf, d.h. welcher Sollzustand mit den pflegerischen Interventionen erreicht werden soll (vgl. Stösser, S. 2).

Alle drei Komponenten sollen in einem Pflegestandard berücksichtigt werden!

Warum Prozessstandards?

Jede Pflegeperson hat „ihre persönlichen Vorlieben". So kann es vorkommen, dass innerhalb eines Tages die verschiedensten Pflegemaßnahmen z.B. zur Dekubitusprophylaxe Anwendung finden.

Beispiel

Pflegeperson 1 schwört auf Franzbranntwein (veraltet!)
Pflegeperson 2 auf Massage (lt. Pflegeforschung eher schädlich!)
Pflegeperson 3 auf 30°-Lagerung.

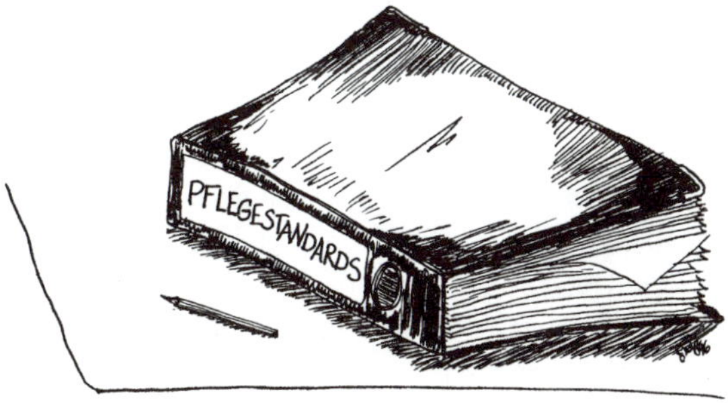

Alle Pflegekräfte handeln nach bestem Wissen und Gewissen und mit der Ansicht, ihre Pflegemaßnahme sei genau die richtige! Die Patientin wundert sich stillschweigend über die Vielfalt der Pflegeinterventionen. Ratlosigkeit stellt sich ein, wenn die Mischung von Pflegemaßnahmen nicht den erwünschten Erfolg zeigt.

Das etwas überspitzte Beispiel gehört mittlerweile der Vergangenheit an. Pflegepraktikerinnen können jedoch ähnliche Beispiele nennen. Abgesehen davon, dass die im Beispiel genannten Maßnahmen zur Dekubitusprophylaxe veraltet und bis auf den Lagerungswechsel heute nicht mehr angewendet werden dürfen, wird in dem Beispiel keine Kontinuität der Pflegeinterventionen gewährleistet.

Veränderungen durch Prozessstandards

Durch die verbindliche Festlegung (Standardisierung) der Pflegeinterventionen wird eine *einheitliche Vorgehensweise* erreicht. Statt unterschiedlichen Vorgehensweisen werden exakte und sinnvolle Lösungen festgelegt, sowie neue Pflegeerkenntnisse berücksichtigt.

Pflegeaufgaben werden immer umfassender und komplexer, teilweise ist es kaum möglich immer „auf dem neuesten Stand" zu sein. Pflegestandards unterstützen die Integration neuester Pflegeerkenntnisse und erleichtern den Pflegekräften „auf dem aktuellen Stand" zu bleiben.

Durch Pflegestandards werden Arbeitsvorgänge reflektiert, es wird über den Sinn und Zweck der Maßnahmen nachgedacht und diskutiert, bevor verbindliche Lösungen festgelegt werden. Altertümliche Rituale werden aufgedeckt und durch geeignetere Maßnahmen ersetzt. Fächerübergreifende Berufsgruppen (Ärzte, Physiotherapeuten etc.) werden bei der Erstellung punktuell einbezogen. So werden z.B. bestimmte Produkte zur Dekubitusbehandlung verbindlich festgelegt. Damit werden auch die „Vorlieben der Ärzte" auf einen gemeinsamen Nenner gebracht.

Festgelegte Pflegestandards sind verbindlich. Sie entsprechen einer Pflegeverordnung.

Pflegestandards beinhalten generelle Kriterien. Die individuellen Kriterien und Bedürfnisse der Patientin können bei der Festlegung von Pflegestandards keine Berücksichtigung finden.

Es sollen und müssen natürlich weiterhin individuelle Bedürfnisse der Patientin berücksichtigt werden, daher muss teilweise von den standardisierten Pflegemaßnahmen abgewichen werden. Dies darf jedoch nicht pauschal geschehen, sondern ist fachlich zu begründen, z.B. die Patientin verträgt ein standardisiertes Produkt nicht oder eine Pflegemaßnahme konnte aufgrund aktueller Veränderungen nicht wie festgelegt durchgeführt werden.

Beispiel

Herr Müller erhält Unterstützung bei der Körperpflege am Waschbecken (Standard K 3). Da Herr Müller aufgrund der gestörten Nachtruhe sehr erschöpft ist, wird von der festgelegten Pflegemaßnahme abgewichen. Die Unterstützung erfolgt begründet im Bett. Die Abweichung muss im Pflegebericht dokumentiert werden, z.B. heute Unterstützung bei der Körperpflege im Bett, da Herr Müller aufgrund gestörter Nachtruhe erschöpft ist und Hilfestellung im Bett möchte. Die durchgeführte Pflegemaßnahme wird im Tätigkeitsnachweis abgezeichnet.

Es ist ein vorherrschendes Missverständnis, dass von festgelegten Pflegestandards nicht abgewichen werden darf! Die Abweichung von den festgelegten Pflegemaßnahmen darf aber nicht pauschal erfolgen, sondern muss fachlich begründet sein! Pflegestandards werden nicht für alle Ewigkeiten festgelegt. Da sie sich an neuesten Erkenntnissen orientieren, müssen sie regelmäßig überarbeitet und aktualisiert werden.

2 Pflegeplanung – Wunschdenken oder praktikabel?

In der Praxis stieß ich bezüglich der Pflegeplanung häufig auf Ablehnung: „Alles Theorie, nicht praktikabel, zu viel Schreibkram, keine Zeit ...“

Pflegende haben bei diesen Aussagen meist die Pflegeplanungen vor Augen, welche sie in der Ausbildung erstellt haben, bzw. ihnen durch die Krankenpflegeschülerinnen bekannt wurde. Das diese Form der Pflegeplanung unter den gegebenen Arbeitsbedingungen an Träumerei grenzt, steht für mich außer Zweifel.

Es ist an der Zeit „alte Zöpfe“ abzuschneiden und neue, sinnvolle Wege zu wagen. Dies betrifft meiner Ansicht nach nicht nur die Pflegepraxis, sondern auch die Pflegeausbildung und das Pflegemanagement.

Überlegen wir, welche pflegerischen und gesetzlichen Entwicklungen sich die letzen Jahre abgezeichnet haben, ist das bisherige Konzept der Pflegeplanung m.E. dringend überarbeitungsbedürftig. Der Begriff Pflegeprozess wurde zunehmend als „Heilmittel“ dargestellt, um von einer tätigkeits- und arztorientierten Pflege zu einer patientenorientierten-individuellen Pflege zu gelangen.

Betrachten wir das Sechs-Phasen-Modell, handelt es sich jedoch eher um eine Planungsstruktur bzw. eine Methode zur geplanten und nachvollziehbaren Pflege.

Mit der Pflegeplanung wurde die Umsetzung des Pflegeprozesses, mit all seinen Idealen angestrebt. Damit wurde die Pflegeplanung m.E. zu einem für „Alles“ heilsamen Instrument stilisiert. Werfen wir einen Blick in die Realität der Pflegepraxis, so müssen wir allerdings feststellen, das Pflegeplanung, wie wir sie in der pflegerischen Ausbildung kennen gelernt haben, nicht vorzufinden ist; obwohl Pflegeschulen seit 1985 Pflegeplanung in der Ausbildung integriert haben und die „frisch“ examinierten Pflegekräfte über das Grundlagenwissen verfügen.

Haben wir die im Krankenpflegegesetz geforderte geplante Pflege missverstanden?

Meiner Meinung nach ist deutlich geworden, dass die Pflegeplanung, wie wir sie von der Ausbildung her kennen, hinterfragt werden muss. Die Kluft zwischen der Theorie und der Realität im Pflegealltag konnte bis heute nicht geschlossen werden.

Was bedeutet das Wort Pflegeplanung eigentlich? Das Wort ist zusammengesetzt aus „Pflege“ und „Planung“. Das Krankenpflegegesetz fordert eine geplante Pflege, in diesem Kontext wurde Pflegeplanung integriert.

Da zum Zeitpunkt der Gesetzgebung die Pflege nicht detailliert geplant und dokumentiert wurde, ist zu überlegen, welche Zielsetzung die „altbekannte“ Pflegeplanung verfolgt und ob diese noch zeitgemäß ist.

Im Gegensatz zu heute, verfügten 1985 die wenigsten Institutionen über Elemente wie Pflegeanamnese/Biographie, Pflegebedarfserhebung, Tätigkeitsnachweise und Pflegeberichte. Damals wurden Informationen nur mündlich übermittelt, Notizen wurden mittels Stationshandbuch, Übergabebuch, Tropfen- und Diagnoseplänen vorgenommen. Die Pflege selbst wurde kaum dokumentiert. Mit der Dokumentations- und Nachweispflicht wurde die Pflegedokumentation detaillierter.

Die geforderte geplante und nachvollziehbare Pflege (lückenloser ersichtlicher Pflegeverlauf) ließ und lässt einige Institutionen verzweifeln.

Bei der Betrachtung heutiger Pflegedokumentationselemente wird deutlich, das Pflege durchaus nicht ungeplant verläuft und individuelle Bedürfnisse der Patienten vermehrt Berücksichtigung gefunden haben.

Es stellt sich die Frage, welche Zielsetzung die Pflegeplanung im Gesamtsystem erfüllen soll.

In vielen Institutionen hat sich innerhalb der Pflege eine Entwicklung abgezeichnet. Umstrukturierungen zu patienten- bzw. bewohnerorientierten Pflegeformen finden statt, Elemente wie Pflegeanamnese/Biographie (Informationssammlung), Pflegebedarfsermittlung (in welchen Lebensbereichen ist der Betroffene eigenständig, in welchen eingeschränkt, über welche Ressourcen verfügt er), Tätigkeitsnachweise (Planung und mit Handzeichen gekennzeichnete Durchführung der Maßnahmen) und Pflegeberichte (inkl. Beurteilung der Pflege) wurden integriert. Dies sind Elemente, welche in der Pflegeplanung wieder zu finden sind. Man könnte sagen, wir gestalten schon einen Teil Pflegeplanung.

Welche Aufgabe kommt in dieser Welle der Erneuerungen und Umstrukturierungen nun der Pflegeplanung zu?

Meines Erachtens wird der Erkennung der Ressourcen, der individuellen Problemerfassung und der Pflegezielsetzung noch zu wenig Beachtung geschenkt. Weiterhin werden diese Elemente sowie Pflegeergebnisse oft unzureichend dokumentiert. Diese Lücke gilt es zu schließen.

Pflegeplanung besteht nicht nur aus dem uns bekannten Pflegeplanungsformular! Der gesamte Kontext der Pflege inkl. deren Dokumentation muss betrachtet werden. Bei jedem Patienten muss geplant gepflegt werden, sowie ein nachvollziehbarer Pflegeverlauf ersichtlich sein. Dies heißt nicht, dass seitenlange Pflegeplanungen mit teilweise „unnötigen“ Erhebungen geschrieben werden müssen!

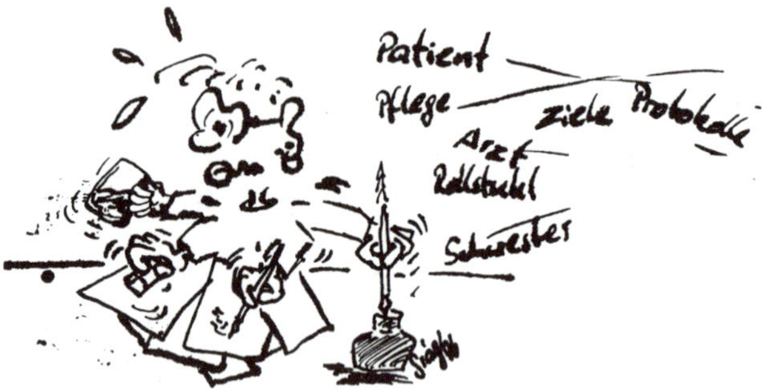

Damit die Pflegeplanung im Praxisalltag integriert werden kann, bedarf es nach meiner Ansicht dringend der Unterscheidung der didaktischen (schulischen) und praktischen Pflegeplanung, sowie die Entwicklung eines sinnvollen Dokumentationssystems je nach Institution und Pflegeschwerpunkt.

Unterschied zwischen der theoretischen und praktischen Pflegeplanung

Theoretische (didaktische) Pflegeplanung

Die genaue Analyse von Faktoren, die zu Pflegeproblemen führen können, steht bei dieser Methode im Vordergrund. Es werden prinzipiell bei allen Patientinnen Pflegeprobleme erfasst, im Detail aufgeführt und mittels der Pflegeplanung systematisch analysiert. Diese Methode ist weitgehend bekannt, denn sie wird in der Pflegeausbildung sowie bei Weiterbildungsmaßnahmen gelehrt.

Die Schülerinnen lernen die Bedeutung der prozesshaften Pflege in kleinen, genauen Schritten kennen. Bei jedem einzelnen Schritt steht der Lerneffekt im Vordergrund. Sie werden geschult den Sinn und Zweck der Pflege in umfassender Art und Weise zu verstehen, zu begründen und geplant durchzuführen. Diese Methode ist aufgrund der intensivierten Lernform sehr detailliert und zeitaufwendig.

Erst mit zunehmender Erfahrung und erweiterten Fachkenntnissen werden Schülerinnen in der Lage sein, den Kern der Pflegeplanung zu erkennen und von der didaktischen zur praktischen Pflegeplanung zu gelangen.

Durch Praxisanleitung und klinischen Unterricht wurde die Pflegepraxis mit dieser Methode der Pflegeplanung konfrontiert und vertritt seither die Meinung, Pflegeplanung sei nicht praktikabel.

Die theoretische (didaktische) Pflegeplanung ist ein Lehr- und Lernmittel, um professionelle Pflege zu lernen und zu verstehen.
Für die alltägliche Pflegepraxis ist diese Methode jedoch unrealistisch; sie ist nicht nur zu zeitaufwendig, sondern wäre wirtschaftlich gesehen nicht rationell.

Praktische Pflegeplanung

Die praktische Pflegeplanung befasst sich mit den patientenspezifischen (individuellen) Pflegeproblemen, d.h. es werden nicht prinzipiell alle Pflegeprobleme mittels dem altbekannten Pflegeplanungsformular erfasst.

Der Grundsatz der praktischen Pflegeplanung lautet: Prioritäten setzen!

Bei welchen Patienten ist eine Pflegeplanung sinnvoll? Nicht bei allen Patientinnen muss eine Erfassung mittels Pflegeplanung vorliegen, z.B. Patientinnen die zu Kontrolluntersuchungen aufgenommen werden.

Bei der praktischen Pflegeplanung werden Prioritäten bei der Problemerfassung gesetzt, da nur patientenspezifische Probleme erfasst werden. Die daraus resultierende Vorgehensweise kann je nach Fachgebiet unterschiedlich gelagert sein, z.B. eine Pflegeplanung einer Rehabilitations-Klinik wird andere Prioritäten haben als in einem Krankenhaus oder einem Seniorenheim.

Die praktische Pflegeplanung ist ein Hilfsmittel zur individuellen Pflege und keine Arbeitsbeschaffungsmaßnahme! Sie muss einfach, übersichtlich und logisch, sowie rationell und Zeit sparend sein. Gerade dieser Aspekt erfordert die Anwendung integrativer Pflegedokumentationssysteme, um doppelte Eintragungen zu verhindern.

Unter Berücksichtigung dieser Aspekte unterscheidet sich die praktische Pflegeplanung bezüglich des Umfanges und benötigtem Zeitaufwand erheblich von der theoretischen (didaktischen) Pflegeplanung.

1. SCHRITT: Informationssammlung

Informationssammlung – kein Problem!

Viele Pflegekräfte begegnen dem Begriff „Pflegeplanung“ mit Skepsis. Dabei ist Planung für uns beruflich wie privat etwas ganz gewöhnliches. Wir planen unseren Urlaub, eine Geburtstagsfeier oder einen Möbelkauf. Berufliche Planung gehört zu unserem Alltag, denn wir planen und organisieren täglich den Stationsablauf. Um Beruf und Freizeit in Einklang zu bringen planen wir erneut. Wir sind eigentlich die reinsten Planungskünstler!

Ich möchte dies an einem Beispiel verdeutlichen: Stellen Sie sich vor, Sie möchten ihr Wohnzimmer neu einrichten. Welche Überlegungen stellen Sie an?

Notizen:

Sicherlich kommen Sie zu einem ähnlichen Ergebnis, wie hier dargestellt:

- Wie ist das Zimmer beschaffen (Größe, Lage des Zimmers etc.)
- Welches Mobiliar benötige ich?
- Welche Möbelarten gibt es? Was gefällt mir?
- Wie sind die Preise?
- Wo liegen entsprechende Möbelhändler in der Wohnortnähe?

Diese Liste könnte noch endlos verlängert werden. Ausschlaggebend ist, dass wir als ersten Schritt Informationen benötigen. Die gewonnenen Informationen beeinflussen maßgeblich unser Planen und Handeln.

Sollten Sie ein 20 m^2 großes Zimmer besitzen, wird ihre Zimmerplanung anders ausfallen, als bei einem 10 m^2 großem Zimmer. Sollten Sie 5.000 € zur Verfügung haben, können Sie andere Planungen anstreben als mit 500 € Kapital.

Informationssammlung – warum?

Übertragen wir diese Gedanken auf unsere pflegerische Arbeit: Stellen Sie sich vor, Sie waren zwei Wochen im wohlverdienten Urlaub. Ihre Gedanken hängen noch der von Palmen umsäumten Urlaubsinsel nach. Erholt und voller Energie nehmen Sie ihren ersten Arbeitstag auf. Sie sollen die Zimmer 1 bis 8 der Pflegestation übernehmen.

Was benötigen Sie, um ihre Arbeit aufnehmen zu können?

Notizen:

Sie sind wahrscheinlich zu den Ergebnis gekommen, dass Sie eine Pflegeübergabe benötigen. Genauer ausgedrückt, um ihre Pflegetätigkeiten aufnehmen zu können, benötigen Sie Informationen bezüglich der von Ihnen zu betreuenden Menschen.

☺ Ohne Informationen keine geplante Pflege!

Wie erhalten wir Informationen?

Diese Informationen erhalten Sie auf verschiedene Art und Weise:

- Von der Patientin, durch ein gezieltes Aufnahmegespräch (wenn gesundheitlich möglich)
- Von Angehörigen (im Gesprächsaustausch)
- Durch Aufnahmeformulare, evtl. vorliegende Pflegeanamnese/Biographie, Krankengeschichte, Anamnese, Befunde, Pflegeüberleitungsbogen etc.
- Durch eigene Beobachtungen
- Durch Beobachtungen von Personen, die an der Betreuung beteiligt sind, z.B. Kolleginnen aus dem Pflegeteam, Ärztinnen, Physiotherapeutinnen etc.

☺ Das Aufnahmegespräch bildet den Mittelpunkt der Informationssammlung. Für bestimmte Bereiche ist das Erheben einer Biographie sinnvoll (z.B. Seniorenheim).

Aufnahmegespräch: Wann, wie, was?

Idealerweise sollte die Informationssammlung/Pflegeanamnese beim ersten Kontakt, in Form eines Aufnahmegespräches beginnen.

Das Aufnahmegespräch ist ein Austauschgespräch, das

- Gegenseitiges Kennenlernen ermöglicht
- Ängste vermindert und die Gelegenheit bietet, eine Vertrauensbasis aufzubauen
- Die Möglichkeit bietet, Fragen zu stellen und so ein Sicherheitsgefühl vermittelt
- Missverständnissen vorbeugen kann
- Eine Orientierung für Pflegekraft und Patientin bietet, etc.

Wichtig für das Aufnahmegespräch ist

- Eine ruhige Atmosphäre (evtl. Schild „Bitte nicht stören" anbringen)
- Nach Möglichkeit keine Mithörerinnen (evtl. separater Raum, Mitpatientinnen hinaus bitten)
- Als Gespräch gestalten, d.h. Aufnahmeformulare nicht unreflektiert abfragen sondern offene Fragen stellen (Fragen die nicht mit ja/nein beantwortet werden können)
- Angehörige situativ einbeziehen.

☺ Das Aufnahmegespräch sollte keinesfalls mit einer Informationsflutwelle verwechselt werden.
Der individuelle Zustand der Patientin muss in jedem Fall berücksichtigt werden.

Kann die Patientin aufgrund des Krankheitszustandes (z.B. Atemnot, Desorientiertheit, Schmerzen etc.) aktuell kein Aufnahmegespräch führen, setzen Sie Prioritäten und grenzen das Gespräch ein. Sollte ein Aufnahmegespräch nicht möglich sein, versuchen Sie weitgehend Informationen von Angehörigen zu erfahren (z.B. bei beatmungspflichtigen Patientinnen). Das Aufnahmegespräch bzw. die Vervollständigung der Informationssammlung muss in solchen Fällen zu einem späteren Zeitpunkt erfolgen, nach Möglichkeit sollte dies innerhalb der ersten drei Tage geschehen. Vermerken Sie sichtbar auf dem Formular oder im Dokumentationssystem, dass ein Aufnahmegespräch nicht geführt werden konnte bzw. noch nicht alle Informationen erhoben wurden (inkl. Begründung), damit es nicht in Vergessenheit gerät.

☺ Die Informationssammlung ist damit nicht beendet!
Die Informationssammlung setzt sich über den gesamten Aufenthalt fort, d.h. sie wird fortlaufend aktualisiert (Pflegedokumentation).

Welche Informationen braucht die Patientin?

Die Einweisung in eine pflegerische Einrichtung ist für Menschen jeder Altersgruppe ein einschneidendes Erlebnis. Der vertraute und gewohnte Lebensbereich muss größtenteils unfreiwillig oder gezwungenermaßen verlassen werden. Die Institution ist der Patientin fremd, die Menschen nicht vertraut.

Wir alle kennen ähnliche Situationen, z.B. ein Vorstellungsgespräch, der erste Arbeitstag in einem neuen Arbeitsfeld, der Umzug in eine fremde Stadt. In solchen Situationen benötigen wir Informationen und die Unterstützung durch andere Menschen.

Erhalten wir Informationen über z.B. den neuen Arbeitgeber, das neue Arbeitsgebiet oder auch die neue Stadt, bietet uns dies ein gewisses Maß an Sicherheit. Stehen uns zugewandte Menschen in dieser Situation zur Seite, fühlen wir uns wohler bzw. integrierter.

Informationen sind nicht nur für das Pflegeteam wichtig, auch die Patientin benötigt Informationen! Informieren Sie die Patientin und – wenn anwesend – die Angehörigen über den vorübergehenden bzw. neuen Lebensraum.

Folgende Möglichkeiten stehen zur Verfügung:

- Vorstellen der Bezugspflegekräfte und Mitmenschen im Zimmer/Wohnbereich
- Erklären der Räumlichkeiten und Funktionen (z.B. Schrank, Nachttisch, Lichtquellen, Klingelanlage)
- Erklären der Räumlichkeiten der Pflegeeinrichtung (z.B. wo befindet sich das Bad/die Toilette, wo finde ich das Pflegepersonal)
- Darstellen der relevanten Abläufe (z.B. Essenszeiten, Visitenzeiten)
- Möglichkeiten der Freizeitgestaltung (z.B. Cafeteria, Besuchsregelung, Aufenthaltsraum, Hausbibliothek, Veranstaltungsangebot)
- Hinweise auf Beratungsdienste (z.B. Sozialdienst, Diätberatung, Pastorin)
- Serviceleistungen (z.B. Frisör, Fußpflege, ökumenischer Hilfsdienst)
- Unumgängliche Richtlinien (z.B. Rauchverbot im Krankenzimmer, Information des Pflegepersonals bei Verlassen des Hauses)
- Individuelle und fortlaufende Informationen bezüglich der pflegerischen Betreuung.

Grundlegende Informationen über die Institution sollten in einer Informationsbroschüre zugänglich sein.

Welche Informationen brauche ich von der Patientin?

Eine Orientierung zur Erfassung der Lebensgewohnheiten bieten die Aktivitäten des täglichen Lebens = ATL (Juchli), die im deutschsprachigem Raum am bekanntesten sind (gleichbedeutend können die LA, AEDL eine Orientierung bieten).

Es werden *Gewohnheiten* bezüglich z.B. folgender Lebensbereiche erfasst:

- Nahrungsaufnahme
- Körperhygiene und Kleidung
- Ruhe- und Schlafgewohnheiten
- Bewegung
- Atmen
- Kommunikation
- Ausscheiden
- Beruf, Beschäftigung und Hobbys.

Hinweis: Die Bereiche Sexualität und Sinn finden/Sterben sind bewusst nicht aufgeführt. Diese Bereiche müssen sehr persönlich und sensibel behandelt werden.

Sie sollten nicht mittels Formblatt erfragt werden, sondern wenn notwendig, im Pflegeverlauf ermittelt werden.

☺ Die individuellen Lebensgewohnheiten sollen erfasst werden!

Wann müssen Lebensgewohnheiten erfasst werden?

Lebensgewohnheiten müssen erfasst werden, wenn

- Unterstützung/Anleitung in einem oder mehreren Lebensbereichen notwendig ist; z.B. Hilfestellung bei der Körperpflege aufgrund einer Hemiparese
- Bei einem selbständigen Menschen in absehbarer Zeit Unterstützung/Anleitung notwendig wird, z.B. durch eine geplante Operation
- Während des Pflegeverlaufes Probleme auftreten, z.B. wenn die Patientin unter ungewohnten Einschlafstörungen leidet
- Menschen sich ohne ersichtliche Gründe einschränken, z.B. Patientin liegt tagsüber im Bett, obwohl der Gesundheitszustand Spaziergänge zulassen würde.

Bei Kindern müssen zusätzliche Informationen über

- Entwicklungsstand
- Gewohnheiten beim Spielen, Sprechen
- Gewohnheiten bezüglich der Beziehung zu Eltern, Geschwistern und anderen Angehörigen/Freunden
- Frühere Erlebnisse im Bereich von Gesundheits- und Krankeneinrichtungen
- Getroffene Vorbereitungen auf den bevorstehenden Aufenthalt eingeholt werden.

Die Erwartungen, Bereitschaft und Fähigkeit der Lebenspartner, Eltern und anderer Angehöriger bezüglich der Zusammenarbeit mit dem Pflegepersonal spielen eine erhebliche Rolle für den Genesungsprozess der Patientin.

☺ Möglichkeiten der Zusammenarbeit sollten in Erfahrung gebracht und berücksichtigt werden.

Informationssammlung und der gläserne Mensch

Die Informationssammlung darf nicht mit einer Informationsflut verwechselt werden.

☺ An dieser Stelle möchte ich besonders betonen, dass nicht pauschal bei allen Patientinnen alle Lebensgewohnheiten erfasst werden müssen!

Ist eine Patientin bezüglich der Körperpflege eigenständig, ist es für uns z.Zt. nicht von Bedeutung, ob die Zähne vor oder nach dem Frühstück geputzt werden. Die Privatsphäre muss respektiert werden. Oftmals werden Informationen erhoben, die nicht benötigt werden!

Zur Untermauerung meiner Aussage möchte ich von einer tatsächlich ereigneten Geschichte berichten:

Eine Schülerin (erstes Ausbildungsjahr) erhob während des klinischen Unterrichts die Informationssammlung eines Patienten. Das Erhebungsformblatt war nach den Aktivitäten des täglichen Lebens (ATL) gegliedert. Angekommen bei dem Lebensbereich „Sexualität" (sich als Mann, Frau, Kind fühlen und verhalten) stellte sie die Frage: „Und, wie gestaltet sich ihre Sexualität?" Der Patient war so verschüchtert, dass er spontan antwortete: „Einmal pro Woche habe ich Geschlechtsverkehr mit meiner Frau."

Das Beispiel zeigt, dass gewisse Lebensbereiche nicht unreflektiert abgefragt werden bzw. für unsere pflegerische Tätigkeit nicht prinzipiell erfasst werden müssen. Dieses muss bei der Erstellung und Anwendung von Formularen zur Erhebung der Pflegeanamnese unbedingt berücksichtigt werden. Wir benötigen keine „gläsernen Patienten", um menschenorientierte und qualitative Pflege leisten zu können!

In den vorliegenden Formblättern wurden die Lebensaktivitäten „Sexualität" und „Sterben/Abschied nehmen" bewusst ausgeklammert, da der generelle Vermerk auf einem Formblatt die Gefahr birgt, diese Informationen grundsätzlich zu erfragen. Diese Lebensbereiche sollten nur in angemessenen Situationen und mit viel Feingefühl einfließen.

Ebenfalls wurden die Lebensaktivitäten „Kreislauf regulieren" und „Körpertemperatur" ausgelassen, da diese Parameter in den meisten Einrichtungen fortlaufend im Kurvensystem dokumentiert werden.

Verschiedene Einrichtungen des Gesundheits- und Krankenwesens haben sehr unterschiedliche fachspezifische Dokumentationssysteme zur geplanten Pflege entwickelt. Fachspezifischen Ansprüchen können die folgenden Formulare nicht gerecht werden. Sie stellen eine Orientierungshilfe dar, um Informationen des Aufnahmegespräches dokumentieren zu können und sind Ihnen evtl. eine Hilfestellung um ein eigenes Stammblatt/Pflegeanamnese (S. 32–39) bzw. Biographie (S. 40 ff.) zu entwickeln.

Möglichkeit 1

Pflegestammblatt
Erwachsenenpflege

Name: ______ Vorname: ______
Geb. Datum: ______ Aufn.-Datum: ______ Station: ______

Aufnahme: Gehfähig
☐ ja
☐ nein

☐ Erstaufnahme
☐ Wiederaufnahme
☐ Notfalleinweisung

Verlegung von: ______
letzter KH-Aufenthalt: ______
Aufnahmediagnose: ______

Besonders zu Beachten / Gefährdungen/Sonstiges
(z.B. Allergien, Schrittmacher, Medikamente)
______

Norton-Skala
Punkte: ___ ☐ Kontratur ☐ Sonstiges: ______

aktualisiert:
Datum/Hz
1. ______
2. ______
3. ______

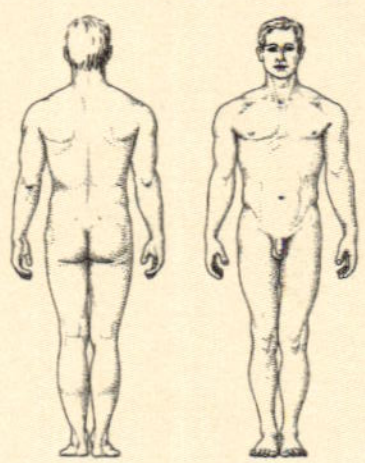

Dekubitus
1°
2°
3°
4°

Vermerk über Wertsachen: ______

Ist die Station/Einrichtung erklärt worden? ______

Der/die PatientIn ist über das folgende Aufnahmegespräch informiert worden: ______

Wünsche zum Wohlbefinden? ______

Berührungspunkt zur Ansprache: ______

Sozialkontakte/häusliche Versorgung
(wer kommt zu Besuch; ist die Person erreichbar?)
______
Tel.:

Pflegeentlassungsbericht:
Datum: ______
☐ Sozialstation ☐ Seniorenheim
☐ sonstige Einrichtung: ______

Datum / Unterschrift der Pflegekraft: ______

(Mit freundlicher Genehmigung des Städtischen Krankenhauses Kiel)

Möglichkeit 1

1 2 3 **Atmen**	1 2 3 **Essen und Trinken**	1 2 3 **Ausscheiden**
Abhusten	Handhabung	Urin:
	besondere Vorlieben:	Stuhl:
Besonderheiten:		Erbrechen:
	besondere Abneigungen:	Schwitzen:
		Ableitungen:
1 2 3 **Sich bewegen**	Hilfsmittel:	Gewohnheiten:
Motorik:	Zahnprothese: ☐ oben ☐ unten	
Koordination:	gewohnte Kostform:	1 2 3 **Sich Beschäftigen**
Einschränkungen:	Gewohnheiten:	Gewohnheiten/Hobbys:
Hilfsmittel:		
Rechtshänder☐ Linkshänder☐		
Gewohnheiten:		Beruf/früher ausgeübter Beruf:
	1 2 3 **Kommunikation**	
	Hören:	**Pflegeanamnese/Besonderes**
1 2 3 **Waschen und Kleiden**		(frühere Krankenhaus/Heimaufenthalte,
Körperpflege:	Sehen:	Familie, Religion/Kultur etc.)
Mundhygiene:		
An- und Auskleiden:	Sprache:	
Gewohnheiten:		
	Hilfsmittel:	
	Gewohnheiten:	
Hautzustand:		
Typ: ☐Normal, ☐Trocken, ☐Fett	1 2 3 **Ruhen und Schlafen**	
Veränderung:	Einschlafen:	
	Durchschlafen:	
	Rhythmus:	
Eindruck:	Gewohnheiten:	
		1 selbständig
		2 z.T. hilfsbedürftig
		3 vollständig hilfsbedürftig

(Mit freundlicher Genehmigung des Städtischen Krankenhauses Kiel)

Möglichkeit 2

Stammblatt/Erwachsenenpflege

Patientendaten (Aufkleber)

Aufnahme am: ____________________

☐ Erstaufnahme
☐ Wiederaufnahme
☐ Notfalleinweisung

☐ gehfähig
☐ Trage

Verlegung von: ____________________
letzter KH-Aufenthalt: ____________________

Hausarzt: ____________________

Besonders zu beachten
(z.B. Allergien, Schrittmacher, Medikamente)

____
____

Aufnahmezustand:
Puls:_____ BZ:_______ RR:_____ Temp:___
Größe:_____ cm Gewicht: _______ kg

☐ orientiert
☐ verwirrt
☐ zeitlich
☐ örtlich
☐ zur Person
☐ Schmerzen: ____________________

☐ erbrochen
☐ eingenässt
☐ eingekotet

Bewusstseinslage:
☐ ansprechbar ☐ somnolent ☐ bewusstlos

Hautzustand:
☐ normal ☐ trocken ☐ fett

Sonstiges: (z.B. Dekubitus, Kontraktur, Lähmung)

Hilfsmittel:

☐ Brille: ____________________
☐ Ess-Trinkhilfe: ____________________
☐ Kontaktlinsen ☐ rechts ☐ links
Zahnprothesen ☐ oben ☐ unten
☐ Hörgerät ☐ rechts ☐ links
☐ Gehhilfen: ____________________
☐ Perücke
Haarteil
Weitere häusliche Hilfsmittel: ____________________

Sozialkontakte/häusliche Versorgung:

Sozialdienst/Entlassungsprobleme:

Pflegeevalution:

	Aufnahme			Entlassung		
Lebensaktivitäten	S	E	v.H.	S	E	v.H.
Ruhen und Schlafen						
Bewegen						
Waschen und Kleiden						
Essen und Trinken						
Ausscheiden						
Vitalfunktionen (Körpertemp./Atmen)						
Sicherheit						
Beschäftigung						
Kommunikation						
Hz:						

S = selbständig E = eingeschränkt v.H. = vollständig Hilfebedürftig

Pflegeüberleitungsbogen
Datum:
Einrichtung: ____________________

Datum / Unterschrift der aufnehmenden Pflegeperson: ____________________

(Mit freundlicher Genehmigung des Städtischen Krankenhauses Kiel)

Möglichkeit 2

Pflegeamnanese bei Aufnahme/Erwachsenenpflege

Ist der Partient/die Partientin über das Aufnahmegespräch informiert worden ?

☐ ja ☐ nein

Ruhen und Schlafen

Schlafgewohnheiten/Probleme:

☐ Einschlafen: ____
☐ Durchschlafen: ____
☐ Rhytmus: ____

Vitalfunktionen

☐ Zyanose
☐ Tracheostoma ☐ Schüttelfrost **Atemnot:**
☐ Hitzegefühl ☐ Hypertonus
Frieren ☐ Hypotonus

☐ Rauchen: ____
Sonstiges: ____

Bewegung

☐ Rechtshänder ☐ Linkshänder
☐ Einschränkungungen (z.B. Koordination, Motorik, Kontrakturen, Lähmung): ____

Gehhilfen: ____

Gewohnheiten/Probleme: ____

Waschen und Kleiden

Hautzustand:
☐ normal, ☐ trocken, ☐ fett
Hautveränderungen/ Eindruck: ____

☐ Erfassung Dekubitusrisiko:

Gewohnheiten/Probleme bei der:
☐ Körperpflege: ____
☐ Mundhygiene: ____
☐ Zahnprothese: ☐ rechts ☐ links
☐ Auskleiden: ____
☐ Perücke: ☐ Haarteil

Essen und Trinken

☐ nüchtern ☐ Magensonde ☐ PEG ☐ Sondenkost
☐ Kostform: ____
Besondere Vorlieben: ____
Abneigungen: ____
Unverträglichkeiten: ____

Zahnprothese: ☐ oben ☐ unten
Hilfsmittel: ____

Ausscheiden

☐ Urininkontinenz: ____
☐ Dauerkatheter: ____ (Art/Größe)
☐ nächtliches Wasser lassen: ____
☐ Stuhlinkontinenz: ____
☐ Obstibation: ____
☐ Abführmittelgebrauch: ____
☐ Durchfall: ____
☐ Erbrechen: ____
☐ Schwitzen: ____
Gewohnheiten/Probleme: ____

Sicherheit

Berührungspunkt zur Ansprache: ____
Religion: ____
☐ Seelsorge erwünscht: ____
Kulturelle Besonderheiten: ____
☐ Kontaktlinsen: ____ ☐ rechts ☐ links
☐ Brille: ____ ☐
Sonstiges: ____

Beschäftigung

Beruf /vor der Rente ausgeübter Beruf: ____

Hobbys/Gewohnheiten: ____

Kommunikation

☐ Hörgerät: ____ ☐ rechts ☐ links
☐ Aphasie: ____
☐ Tachealkanüle: ____
☐ spricht kein deutsch/Muttersprache: ____
☐ Verständigung in Englisch möglich: ____
weitere Gewohnheiten/Probleme: ____

(Mit freundlicher Genehmigung des Städtischen Krankenhauses Kiel)

Möglichkeit 3: unabhängig der Altersstufe

Pflegestammblatt/Kinderkrankenpflege

Datum: Zeit:	Aufnahmestatus	Pflegeanamnese/Besonderheiten
Patientenaufkleber	Gewicht: g/kg | Länge cm	
	KU: cm | Puls : /min	
	Atemfreq.: /min | RR: mm/Hg	
☐ Erstaufnahme ☐ Wiederaufnahme ☐ Notfall	Temperatur | oral ax.: rec.:	
Diagnose:	☛	
War das Kind schon einmal im Krankenhaus? ☐ ja ☐ nein	Pupillenreaktion | links | rechts	
☛	Größe	
	Reaktion	
Familiäre Situation	Reaktion Größe | ++ prompt weit | + langsam mittel | -erschwert eng	**Nachträgliche Änderung** | **Dat.** | **Hz.**
Kind lebt bei den Eltern ☐ ja ☐ nein	**Allergie** ☐ nicht bekannt ☐ bekannt	
Geschwister:		
	Sonstige Gefährdungen:	**Atem**
Wer spricht deutsch?		☐ normal ☐ beschleunigt ☐ erschwert
mit aufgenommen: ☐ Mutter ☐ Vater ☐ andere Person	**Medikamente:**	☐ Stridor ☐ Einziehungen
		☛
Aufnahmegespräch am: Uhr:		
geführt von:		

(Mit freundlicher Genehmigung des Städtischen Krankenhauses Kiel)

Möglichkeit 3

Datum/Unterschrift der Pflegekraft: ____________

1	2	3	Sich bewegen
			Motorik
			Koordination
			Hilfsmittel

Einschränkungen:

Gewohnheiten:

Rechtshänder☐ Linkshänder☐

motorische Entwicklung:

sitzen ☐ krabbeln ☐ laufen ☐

☛

1	2	3	Waschen und Kleiden
			Körperpflege
			An- und Auskleiden
			Zahn/- Mundpflege
			Zahnklammer

Pkt.n.Norten-Skala (Ki):

Hautzustand:

Typ: ☐ Normal ☐ Trocken ☐ Fett

Eindruck:

Pflegemittel:

1	2	3	Essen und Trinken
			☐ Vollkost ☐ Schonkost ☐ Breikost

Diät:

Wunschkost:

Lieblingsspeise:

Lieblingsgetränk:

Bes. Abneigungen:

Gewohnheiten:

Säugling ☐ vollgestillt ☐ teilgestillt

Nahrung: Mz/Tag:

Gewohnheiten:

☐ Magensonde CH ☐ PEG

Ruhen und Schlafen

Einschlafen:

☐ Beruhigungssauger ☐ Licht ☐ Bettgitter

☐ Lieblingskuscheltier:

Durchschlafen:

Gewohnheiten:

1	2	3	Ausscheiden
			Urin:
			Stuhl:

Erbrechen:

Schwitzen:

☐ Windeln ☐ nachts ☐ breit wickeln

☐ Topf ☐ Toilette ☐ nachts Töpfchen

☐ sagt Bescheid ☐ nein

Kind nennt Stuhl: Urin:

Gewohnheiten:

Ableitungen:

1	2	3	Kommunikation
			Sehen: ☐ Brille ☐ Kontaktlinsen
			Hören:

☛

Sprache:

Welche Sprache spricht das Kind?

Sich Beschäftigen

Kindergarten: ☐ ja ☐ nein

Schule: Klasse:

Lieblingsbeschäftigung:

Hobbies:

☛ Besonderes; besonders zu beachten

1 selbständig

2 z.T. hilfsbedürftig

3 vollständig hilfsbedürftig

(Mit freundlicher Genehmigung des Städtischen Krankenhauses Kiel)

Möglichkeit 4: je nach Altersstufe

Pflegestammblatt für Kinder und Jugendliche

Datum: **Zeit:**

Partientenaufkleber

Diagnose:

Familiäre Situation

War das Kind schon einmal im Krankenhaus?
Dat./Ort:

Lebt das Kind bei den Eltern ? ☐ ja ☐ nein

☎

Wer hat das Sorgerecht?

Darf jemand das Kind **nicht** besuchen?
☐ nein ☐ ja wer?

Geschwister

Nationalität

Wer spricht Deutsch?

Rooming in:

Allergien:

Medikamente ____________

Besonderes:

Kinderarzt:

Waschen und Kleiden

	allein	**mit Hilfe/Aufsicht** bei
Waschen	☐	☐ ____
An-/Auskleiden	☐	☐ ____
Zahnpflege	☐	☐ ____
Zahnspange	☐	☐ ____

Hauttyp ☐ normal ☐ empfindlich ☐ trocken ☐ fett

Besondere Pflegemittel ____________

Besonderes

Ausscheiden

Ist das Kind trocken?	tagsüber	☐ ja	☐ nein
	nachts	☐ ja	☐ nein
Geht es allein zur Toilette?		☐ ja	☐ nein
Muss es gefragt werden?		☐ ja	☐ nein

Wie sagt es zur Toilette ? ____________
Besonderes:

Essen & Trinken

Das Kind isst ☐ **allein** ☐ **mit Hilfe**
muss gefüttert werden ☐

Unverträglichkeiten ____________

Diät: ____________
Lieblingsspeisen ____________
Lieblingsgetränke ____________
Abneigungen ____________
Anzahl der Mahlzeiten ____________

Das Kind isst ☐ gut ☐ schlecht
Besonderes:

Schlafen

Schläft das Kind mit einem bestimmten Gegenstand ein?
____

Fällt es leicht aus dem Bett ? ☐ ja ☐ nein
Besonderes:

Kommunizieren

Welche Muttersprache hat das Kind?
Sprachentwicklung altersgemäß

Hilfsmittel ☐ Brille ☐ Hörgerät
Besonderes:

Sich bewegen

☐ ruhig ☐ lebhaft ☐ temperamentvoll
☐ Rechtshänder ☐ Linkshänder

Einschränkungen:

Spielen

Kind besucht ☐ Kindergarten ☐ Schule Klasse - - - -
Soll Unterricht erhalten ☐ ja ☐ nein

Lieblingsspielzeug ____________
Lieblingsbeschäftigung/Hobby ____________

Aufnahmegespräch am: ____________

geführt von: ____________

weitere Info im Pflegebericht ☐ ja ☐ nein

(Mit freundlicher Genehmigung des Städtischen Krankenhauses Kiel)

Möglichkeit 5

Pflegestammblatt für Säuglinge und Kleinkinder bis 5 Jahre

Datum: **Zeit:**

Patientenaufkleber

Diagnose:

Familiäre Situation

War das Kind schon einmal im Krankenhaus?
Dat./Ort:

Lebt das Kind bei den Eltern ? ☐ ja ☐ nein

☏

Wer hat das Sorgerecht?

Darf jemand das Kind **nicht** besuchen?
☐ nein ☐ ja ☐ wer?

Geschwister

Nationalität

Wer spricht Deutsch?

Rooming in:

Allergien

Medikamente ______

Besonderes:

Kinderarzt:

Waschen und Kleiden

	allein	mit Hilfe/Aufsicht bei	
Waschen	☐	☐	______
An-/Auskleiden	☐	☐	______
Zahnpflege	☐	☐	______

Hauttyp ☐ normal ☐ empfindlich ☐ trocken

Besondere Pflegemittel ______

Besonderes ______

Ausscheiden

Ist das Kind trocken?	tagsüber	☐ ja	☐ nein
	nachts	☐ ja	☐ nein
Muss es gefragt werden?		☐ ja	☐ nein
Benutzt es Topf/Toilette?		☐ allein	☐ mit Hilfe

Bezeichnung des Kindes für Stuhl ______
Urin ______

Besonderes:

Essen & Trinken

Unverträglichkeiten:

☐ **Säugling**	☐ **Kleinkind** MZ ______	
☐ vollgestillt	☐ isst allein	☐ trinkt allein
☐ teilgestillt	☐ isst mit Hilfe	☐ trinkt mit Hilfe
☐ Flasche	☐ muss gefüttert werden	☐ muss gefüttert werden
	☐ benutzt Tasse	☐ benutzt Flasche

Nahrung: ______ MZ/ml/Tag ______
zusätzlich ______
Lieblingsspeisen ______
Lieblingsgetränk ______
Abneigungen ______

Schlafen

Schläft das Kind mit einem bestimmten Gegenstand ein?
______

Schläft das Kind durch? ☐ ja ☐ nein
Bevorzugte Schlafstellung ______
Besonderes:

Kommunizieren

Welche Muttersprache hat das Kind? ______
Sprachentwicklung altersgemäß ☐ ja ☐ nein
Hilfsmittel ☐ Brille ☐ Hörgerät
Besonderes:

Sich bewegen

☐ Sitzen ☐ Krabbeln ☐ Stehen ☐ Laufen
Motorik altersgemäß? ☐ ja ☐ nein
☐ ruhig ☐ lebhaft ☐ temperamentvoll
☐ Rechtshänder ☐ Linkshänder
Einschränkungen:

Spielen

Kind besucht ☐ Kinderhort ☐ Kindergarten
☐ Spielgruppe ☐ Vorschule
Lieblingsspielzeug ______
Lieblingsbeschäftigung ______

Aufnahmegespräch am:

geführt von:

weitere Info im Pflegebericht ☐ ja ☐ nein

(Mit freundlicher Genehmigung des Städtischen Krankenhauses Kiel)

Biographie

von

Herrn/Frau

...

Therapieplanung

Sehr geehrte Damen und Herren,

herzlich Willkommen in den Rehabilitationszentrum Middelburg. Eine Erkrankung Ihres Angehörigen macht den Aufenthalt in unserem Therapiezentrum notwendig.

Uns ist bewusst, dass Sie eine sehr schwere und sorgenvolle Zeit erleben.

Die Beantwortung der nachfolgenden Fragen hilft, uns mit Ihrem Angehörigen vertraut zu machen.

Es handelt sich hierbei um Fragen aus den Bereichen

1. Körperpflege
2. Gewohnheiten bezüglich Essen und Trinken
3. Berufliche Interesse
4. Hobbys
5. Gewohnheiten im Alltag
6. Persönliche Vorlieben

Im Voraus vielen Dank für Ihr Engagement.

Wo Initialberührung?	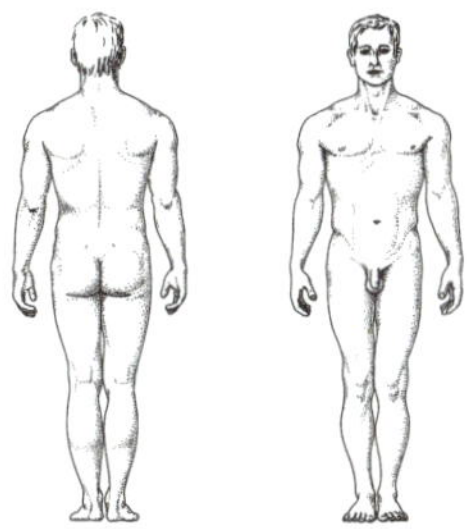
Wie ist das Waschwasser temperiert?	
Wie oft werden die Zähne geputzt?	
Normale/elektrische Zahnbürste?	
Zahnprothese?	
Wie oft rasiert?	
Nass oder trocken?	
Wie oft gekämmt?	
Wann werden die einzelnen Mahlzeiten eingenommen?	
Was wird gerne gegessen?	
Was wird nicht gerne gegessen oder getrunken?	

Was wird gerne getrunken? ▪ Am Morgen ▪ Am Vormittag ▪ Am Mittag ▪ Am Nachmittag ▪ Am Abend	
Rechts- oder Linkshänder	
Brille/Hörgerät?	
Wird eine Armbanduhr getragen?	
Aufwachzeit am Morgen?	
Wann werden Ruhepausen gehalten?	
Wie wird Müdigkeit entgegengewirkt? Schlafzeiten?	
Welche Lage im Bett ist die Einschlafposition?	
Welche Lage im Bett wird nicht akzeptiert?	
Welche besonderen Gegenstände befinden sich im Bett?	
Erlernter Beruf?	
Beschreiben Sie bitte den Ablauf eines Wochentags?	
Gibt es wiederkehrende Ereignisse am Tag z.B. gemeinsames Essen usw.?	
Sind in der Wohnung bestimmte Geräusche zu hören?	
Das Verhalten fremden Menschen gegenüber?	
Welche Hobbys werden ausgeübt?	
Haustiere?	
Sportliche Aktivitäten?	
Lieblingsgegenstände?	
Lieblingsfarbe/Farbkombination?	
Riechen (gern/ungern)?	
Welche Materialien werden gerne angefasst?	
Gibt es Anziehsachen, die besonders gerne getragen werden?	
Bilder/ Dias mit schönen Erinnerungen?	
Verhalten bei Überforderung und Angst?	
Verhalten und äußere Merkmale bei Schmerzen?	

Verhalten und äußere Merkmale bei Freude und Wohlbefinden?	
Religion?	
Möchten Sie uns gerne weitere Dinge mitteilen?	

Das Dokument unterliegt dem Datenschutz und wird der Akte beigefügt!
Vielen Dank für Ihre Hilfsbereitschaft!

(Mit freundlicher Genehmigung DRK Therapiezentrum Middelburg)

Objektive und subjektive Informationen

Bei der Informationssammlung handelt es sich um objektive und subjektive Daten.

Der Begriff **„Objektiv"** beschreibt Informationen als tatsächlich, sachlich und unvoreingenommen, unabhängig von dem persönlichen Empfinden. Als objektiv können messbare Ergebnisse und Erhebungen mit bestimmten Kriterien bezeichnet werden, z.B. Blutdruck, Puls, Temperatur.

Das Wort **„Subjektiv"** wird beschrieben als persönlich, einseitig und abhängig von dem persönlichen Empfinden. Als subjektiv können somit Äußerungen der Patientin bezeichnet werden, da diese persönlich und individuell sind. Subjektive Informationen sind Aussagen z.B. über Schmerz, Müdigkeit, Sorgen, Ängste. Bei subjektiven Informationen kommen die individuellen Empfindungen zum Tragen, z.B. wird Müdigkeit ganz unterschiedlich empfunden. Ein Mensch ist nach drei Stunden Schlafentzug müde, ein anderer Mensch erst nach Schlafentzug einer gesamten Nacht.

☺ Bei der Informationssammlung handelt es sich um eine Mischung von objektiven und subjektiven Daten.
Es handelt sich nicht um Routineformalitäten, es sollen Lebensgewohnheiten erfasst werden.

Erfassen der Lebensgewohnheiten

Auf den ersten Blick bedeutet ein Aufnahmegespräch und eine fortlaufende Informationssammlung sicherlich Arbeit und nimmt Zeit in Anspruch. Oft werden jedoch Informationen über Patientinnen eher zufällig bekannt. Meistens erhält sie die Person, die gerade Zeit für ein Gespräch hat. Teilweise werden diese Angaben jedoch nicht weitergeleitet. Sie verbleiben bei der jeweiligen Zuhörerin. Gerade bei der zunehmenden Arbeitsbelastung gewinnt eine präzise Informationssammlung und deren Dokumentation immer mehr an Bedeutung. Eine korrekt durchgeführte und dokumentierte Pflegeanamnese bedeutet in jedem Fall Zeitersparnis und ermöglicht eine geplante nachweisbare und menschenorientierte Pflege. Ich möchte nachfolgend diese Aussage exemplarisch darstellen.

Beispiel

Sie haben mehrere Tage frei gehabt. Als Sie am Dienstag zur Spätschicht das Dienstzimmer betreten, sehen Sie schon auf der Plantafel, dass mehrere Patientinnen aufgenommen wurden, die Sie nicht kennen. Bei der Übergabe werden die Seiten ihres Notizheftes voller und voller. Mehrmals müssen Sie Fragen stellen, um detailliertere Informationen zu erhalten, da den Kolleginnen diese Menschen schon bekannt sind: Kann Herr Maier sich selbständig waschen? Darf Frau Müller schon im Sessel sitzen? Benötigt Frau Seidel Unterstützung bei der Nahrungsaufnahme? Aus welchem Grund kann Herr Kram nicht einschlafen? Herr Seidel mag keinen Tee zum Abendbrot oder war es Herr Schulze?

Zeitweise mussten Sie das Zimmer wieder verlassen und eine Kollegin um Hilfestellung bitten. Da Ihnen die entsprechende Informationen fehlten mussten Sie häufig doppelt laufen: Weil Sie nicht wussten, dass Frau Seidel jeden Abend noch eine Milchsuppe haben möchte; spezielles Pflegematerial fehlte usw. Die Informationen stückweise einzuholen, hat an diesem Tag viel Zeit in Anspruch genommen. Am Dienstende sind Sie erschöpft, und das Gefühl, evtl. irgendetwas vergessen zu haben nagt an Ihnen.

Haben Sie schon einmal eine ähnliche Situation erlebt? Wahrscheinlich wird jedem von uns diese Situation bekannt vorkommen. Wir fragen nach und schreiben alles sorgfältig in unser Notizheft, trotzdem benötigen wir noch mehrmals in dieser Schicht Informationen von Kolleginnen. Irgendwie haben wir den Eindruck, noch nicht den rechten Überblick erhalten zu haben.

Wie könnte diese Situation anders aussehen?

Als Sie am Dienstag, nach den freien Tagen zur Spätschicht erscheinen, bemerken Sie mit einem Blick auf die Plantafel, dass viele Patientinnen neu aufgenommen wurden. Sie erfahren bei der Bereichseinteilung, dass Sie die Zimmer 1 bis 8 als Bezugs- bzw. Bereichspflegekraft übernehmen sollen. Dieser Bereich wurde von Martin Strick betreut.

Sie dokumentieren namentlich auf der Plantafel, dass Sie für diesen Bereich die zuständige Pflegekraft sind. Dann begeben Sie sich mit dem Kurvenwagen und Martin Strick zur Pflegeübergabe, die vor und im Patientenzimmer stattfindet.

Durch die gemeinsame Durchsicht des Dokumentationssystems erhalten Sie eine Gesamtübersicht und können „an Ort und Stelle“ offene Fragen an ihren Kollegen richten.

Durch die Kurve erhalten Sie einen Überblick über die entsprechenden medizinischen Parameter, z.B. welche Untersuchungen stattfanden, ob krankengymnastische Behandlung erfolgte, waren Blutdruck/Puls/Temperatur unauffällig, bestehen Allergien usw.?

In der erhobenen Informationssammlung können Sie auf einen Blick überschauen, bei welchen Lebensaktivitäten die jeweiligen Patientinnen der Unterstützung bedürfen, welche Gewohnheiten, Vorlieben, Abneigungen bestehen, wie sich die häusliche bzw. familiäre Situation gestaltet.

Durch die aktuellen Pflegeberichte wird Ihnen die Ist-Situation der jeweiligen Patientinnen transparent. Da Sie gemeinsam mit ihrem Kollegen die Dokumentation einsehen, erfolgt gleichzeitig eine gemeinsame Kontrolle und ein Austausch bezüglich der geplanten Pflegeintervention. Mit der anschließenden Begrüßung und dem Gespräch mit der jeweiligen Patientin ist ein gegenseitiges Kennenlernen gewährleistet.

Die Patientin ist über den Schichtwechsel informiert, kennt „ihre Pflegekraft" und wird in den Pflegeverlauf einbezogen. Sie kennen „das Gesicht der Patientin" und können Informationen direkt von der Patientin erhalten (je nach Gesundheitszustand).

Durch die Dokumentation der ausgeführten bzw. auszuführenden Pflegetätigkeiten wird Ihnen sofort deutlich, **wer, wann, wie oft, was, wie** bei den entsprechenden Patientinnen durchgeführt hat. Gleichzeitig wird Ihnen deutlich mit welchem Ziel die entsprechenden Pflegetätigkeiten durchgeführt werden. So wird z.B. Herr Seidel in der Körperpflege nach Bobath angeleitet, damit er lernt, seine hemiplegische Seite einzubeziehen. Im Pflegebericht sind aktuelle Veränderungen bezüglich des Befindens, sowie über den Verlauf und die Wirkung der Pflege dokumentiert. Da die gesamten Informationen im Dokumentationssystem vermerkt sind, benötigen Sie kein Notizbuch zur Mitschrift. Über das Dokumentationssystem und die Pflegeübergabe mit der Patientin erhalten Sie einen umfassenden Einblick in die individuellen Patientinnensituationen. Gleichzeitig begrüßen Sie ihre Patientinnen und informieren diese über den Schichtwechsel. Weil Sie die entsprechende Kurve zu ihren Pflegetätigkeiten mitnehmen, ersparen Sie sich das Einholen zusätzlicher Informationen bei Kolleginnen und zusätzliche Notizen. Durch diese Transparenz gewinnen Sie einen schnelleren Überblick über ihre pflegerische Arbeit, ohne mehr Zeit zu benötigen. Aus Praxiserfahrung dauert diese Form im Durchschnitt 30 Minuten bei ca. 15 Patientinnen. Am Abend sind Sie zwar auch erschöpft, jedoch mit einem positivem Gefühl. Die zur Verfügung stehende Zeit wurde anders strukturiert. Sie hatten umfassendere und gezieltere Informationen und konnten daher geplanter pflegen ohne mehr Zeit zu benötigen!

☺ Gesprächsaustausch, Pflegeübergaben und Dokumentation sind pflegerische Arbeit, nicht, wie oft dargestellt, verschwendete Zeit. Für eine individuelle Betreuung und zur Qualitätssicherung sind diese Elemente unumgänglich.

■ Übung zur Informationssammlung

Möchten Sie die Informationssammlung üben? Die beste und effektivste Art der Übung erfolgt in der pflegerischen Praxis. Sollten Sie keine Möglichkeit haben die Informationssammlung in ihrer täglichen Arbeit zu üben oder ziehen Sie aus anderen Gründen das Übungsbeispiel vor, wünsche ich Ihnen viel Spaß und Erfolg mit dem dargestellten Fallbeispiel.

1. Lesen Sie das Fallbeispiel und übertragen Sie die erhaltenen Informationen in das für ihren Arbeitsbereich übliche Formular. Sollten Sie keine Formulare zur Verfügung haben, können Sie eines der beigefügten Formulare als Muster verwenden
2. Führen Sie ein Aufnahmegespräch und dokumentieren Sie die erhaltenen Daten.

Versuchen Sie ein Gespräch aufzubauen, ohne das Formblatt systematisch abzufragen. Diese Übung kann mit Kolleginnen oder einer Patientin stattfinden.

Fallbeispiel zur Informationssammlung

Herr Manfred Meier, 69 Jahre, 173 cm groß, 73 kg schwer, wurde am 14.3.2002 vom Notarzt in ihre Klinik eingewiesen. Seine Ehefrau Maria, 62 Jahre alt, erkannte am Morgen, dass es ihrem Mann plötzlich schlecht ging. Er hatte eine graue Gesichtsfarbe und schweißige Hände. Auf ihre Zurufe reagierte er nicht.

Es wurde ein apoplektischer Insult diagnostiziert, der eine schlaffe Lähmung der gesamten rechten Seite und eine Aphasie zur Folge hatte. Als Ursache der Apoplexie stellte sich eine Bradykardie heraus, unter der der Patient seit mehreren Jahren leidet (Puls 40–50/Min.). Aufgrund der Bradykardie und des damit verbundenen verlangsamten Blutflusses kam es zu einer Gerinnselbildung in der linken Herzhälfte, welches in die linke Hirnhälfte wanderte.

Da die Bradykardie auf medikamentösen Wege nicht ausreichend zu behandeln ist, soll Herr Meier am 16.3.2002 einen Herzschrittmacher implantiert bekommen.

Herr Meier wies einen guten Allgemein- und Ernährungszustand auf. Die Lähmung des rechten Beines ist bereits rückläufig, der Arm weist weiterhin eine schlaffe Lähmung auf. Die Sprache ist teilweise verwaschen und schwer verständlich. Er reagiert auf Ansprache, ist jedoch zeitweise zeitlich und örtlich desorientiert und versucht aus dem Bett zu gelangen.

Zurzeit besteht noch die verordnete Bettruhe. Er soll ab dem 17.3.2002 mobilisiert werden.

Die krankengymnastische Abteilung und die Logopädie wurde informiert.

Die Aphasie behindert ihn stark. Herr Meier reagiert auf diese Einschränkung zum Teil ungeduldig. Seine Ungeduld äußert sich in Form von Wut und Traurigkeit. In diesen Phasen schlägt er mit der nicht betroffenen Hand auf das Bett bzw. den Nachttisch oder wendet sich traurig ab. Sehr betroffen ist er über seine momentane Urininkontinenz, manchmal weint er nach dem Betten.

Herr Meier ist stark kurzsichtig, seine Brille setzt er auch im Bett auf.

Nach Aufforderung wäscht er sich den Oberkörper eigenständig, vergisst jedoch die betroffene Körperhälfte einzubeziehen.

Herr Meier hat eine Oberkieferzahnprothese. Beim Essen hat er teilweise Schluckbeschwerden, vor allem wenn er sich zur Eile getrieben fühlt.

Herr Meier lebt mit seiner Ehefrau und der Katze Max in einem Einfamilienhaus am Stadtrand. Ihr gemeinsamer Sohn lebt mit seiner Frau im Nachbarort. Besonders stolz ist Herr Meier auf seine zwei Enkelkinder; Lena (3 Jahre) und Hendrik (1 Jahr). Den Kontakt bezeichnet er als gut. Herr Meier genießt nach Aussagen seiner Ehefrau das Rentnerleben. Früher war er als Bankangestellter tätig.

Er steht früh auf (meist gegen 6.30 Uhr) und holt regelmäßig Brötchen zum Frühstück. Am Morgen liest er gewöhnlich die Tageszeitung, um zu wissen was in der Welt geschieht. Tagsüber beschäftigt er sich gern im Garten oder seinem Gewächshaus. Nach dem Mittagessen zieht er sich regelmäßig ein Stündchen zum Mittagsschlaf zurück. Abends schaut er gern ein bis zwei Stunden Fernsehen oder hört klassische Musik. Am liebsten isst er deftige Hausmannskost; auf gar keinen Fall mag er Brei oder Pudding. Er trinkt mit Vorliebe Milchkaffe und Pfefferminztee. Herr Meier ist Nichtraucher und trinkt gelegentlich ein Bier. Besonderen Wert legt er, nach Auskunft seiner Frau, auf sein gepflegtes Äußeres. Er ist es gewohnt, jeden zweiten Tag zu duschen und benutzt täglich eine Munddusche zur Mund- und Zahnhygiene.

Herr Meier war im Kindesalter Linkshänder und wurde in der Schule zum Rechtshänder „umerzogen". Daher kann Herr Meier Tätigkeiten, wie Brot schneiden, Schrauben anziehen beidseitig ausführen; vornehmlich benutzt er jedoch die rechte Hand. Mit der linken Hand kann Herr Meier nicht schreiben.

Es besteht eine Pflasterallergie gegen braunes Heftpflaster und eine Allergie auf menthol- und eukalyptushaltige Präparate.

Die Haut ist trocken, weist aber keine Läsionen oder Rötungen auf. Herr Meier hat eine Braunüle® am linken Handrücken.

Vitalwerte vom 14.3.2002: RR 140/80 mmHg, Puls 46/Min., Temp. 36,8 Grad Celsius

(Mit freundlicher Genehmigung von Andrea Braig, modifiziert durch Birgitt Schröter)

2. SCHRITT: Ressourcen und Probleme

■ Eigenständigkeit fördern und erhalten

Geplante Pflege richtet ihr Augenmerk gezielt auf die Patientinnen. Die durch das Aufnahmegespräch gewonnenen Informationen werden fortlaufend in die Pflege integriert, verwendet und erweitert. Dabei spielen die Ressourcen eine sehr wichtige Rolle!

Die größtmögliche Eigenständigkeit der Patientin zu erhalten und zu fördern ist die pflegetherapeutische Grundlage!

Was sind Ressourcen und welchen Einfluss haben sie auf die geplante Pflege?

Jede pflegerische Intervention beginnt mit den Fragen: Was kann die Patientin allein, wo benötigt sie unsere fachliche Anleitung und Unterstützung, wird die Übernahme bestimmter Tätigkeiten durch das Pflegeteam notwendig?!

Die Ressourcen beschreiben grundlegend, was die Patientin eigenständig bewältigen kann, sind jedoch noch weit greifender. Ressourcen haben starken Einfluss auf die Zielsetzung und die Auswahl der Pflegemaßmahmen; z.B. wenn eine Patientin sich das Gesicht oder den Oberkörper selbst waschen kann, werden Zielsetzung und Pflegemaßnahmen anders gelagert sein, als bei einer Patientin, die diese Fähigkeit nicht aufweist.

Ressourcen sind Hilfsquellen der Patientin!
Bei jeder Patientin sind die Ressourcen individuell verschieden, diese müssen aktuell erfasst und fortlaufend ergänzt werden.
Ressourcen beeinflussen den Genesungsprozess positiv und helfen der Patientin, die größtmögliche Selbständigkeit zu erreichen. Berücksichtigte Ressourcen steigern das Selbstwertgefühl der Patientinnen.
Erst durch die Berücksichtigung der Ressourcen wirkt Pflege aktivierend und nicht abnehmend.

Beispielhafte Ressourcen

1. Patienteneigene Motivation

Die Motivation der Patientin spielt eine ausschlaggebende Rolle, um pflegerische Interventionen einleiten zu können.

Als Motivationen können z.B. bezeichnet werden:

- Die Bereitschaft, professionelle Unterstützung des gesamten therapeutischen Teams und der Angehörigen anzunehmen
- Die Akzeptanz bzw. die Toleranz der momentanen Einschränkung/en
- Die Bereitschaft, sich aktiv an der Bewältigung der Krankheit/Einschränkungen und des Genesungsprozesses zu beteiligen
- Lernbereitschaft zu zeigen, etc.

Beispiele

Die Patientin ist motiviert, ihre Sprachstörung zu überwinden. Sie akzeptiert die angeordnete Bettruhe. Sie zeigt Bereitschaft zur aktiven Mithilfe.

2. Patienteneigene Fähigkeiten, Möglichkeiten und Kräfte (Können und Wissen)

Tätigkeiten bzw. Teilschritte von Tätigkeiten, die die Patientin eigenständig ausführen kann, erhalten das Gefühl der Selbständigkeit. Jeder noch so kleine eigenständig ausführbare Teilschritt soll Beachtung finden.

Beispiele

- Patientin kann das linke Bein aufstellen (Können).
- Patientin kann mit der linken Hand ihr Brot schmieren (Können).
- Patientin wäscht sich Gesicht und Oberkörper selbst (Können).
- Patientin kennt die Ursache ihrer momentanen Urininkontinenz (Wissen).
- Patientin kann Insulineinheiten selbständig berechnen (Können).
- Patientin kennt die Faktoren, die einen Herzinfarkt begünstigen (Wissen).

3. Integration der patienteneigenen Hobbys und Vorlieben

Die Integration von Tätigkeiten zur gewohnten Freizeitgestaltung beeinflussen den Genesungsprozess positiv. Diese können als Hinweis bei den Ressourcen oder bei der Pflegeanamnese aufgeführt werden. Entscheiden Sie sich für *eine* Variante, das spart „Schreibarbeit".

Beispiele

Patientin hört gern NDR 3 im Radio. Patientin liest gern Anglerzeitschriften. Patientin strickt gern. Vorlieben sollten bekannt sein und berücksichtigt werden:

- Patientin trinkt gern Obstsäfte und Kaffee.
- Patientin isst gern deftige Hausmannskost.
- Lieblingsspeise der Patientin ist Apfelmus.

Die Einbeziehung der Vorlieben kann z.B. bei Patientinnen, die wenig trinken bzw. essen, von großer Bedeutung sein. Sollte eine Nahrungskarenz oder Schluckstörung vorliegen, können mittels dieser Informationen unter Anwendung der Fazio-oralen Therapie ungeahnte Wege gegangen werden.

Das folgende Beispiel (aus der Praxis der Basalen Stimulation®) soll diese Aussage erklären:

Es handelt sich um einen Patienten, der aufgrund einer Fazialisparese unter Schluckstörungen litt und keine Nahrung oral aufnehmen konnte. Nach Auskunft der Pflegekräfte und Ärzte verschluckte sich der Patient bei Schluckversuchen laufend. Er erhielt eine PEG-Sonde. Der Patient wurde gefragt, was er besonders gern möge. Auf die Frage antwortete er spontan: „Apfelmus". Wir wagten den Versuch, ihm die Lippen mit Apfelmus zu bestreichen. Sofort leckte der Patient den Apfelmus von den Lippen, und dies mit einem wonnigem Gesichtsausdruck! Daraufhin bestrichen wir zuerst die nicht betroffene, später auch die betroffene Mundhöhlenseite mit Apfelmus. Der Patient bewegte seine Zunge in jeden Mundwinkel und schluckte ohne zu husten. Die Äußerung „schmeckt das gut", zeigte seine Freude über den Lieblingsgeschmack. Durch die Stimulation mit Apfelmus wurde der Patient wacher und integrierte die hemiparetische Mundhälfte. Durch diese Fortschritte wurde erneut ein Schlucktraining in die Pflegeinterventionen aufgenommen: mit Apfelmus!
Hinweis: Hustenreflex muss vorhanden sein. Schluckversuche nie mit Flüssigkeiten! Andicken von Flüssigkeiten mit Quick + Dick® möglich.

Orale Stimulation macht die Patientinnen neugierig, Bekanntes wird erfahren und durch Zungenmotorik werden die Betroffenen wacher. Den Effekt wacher zu werden kennen Sie vielleicht bei langen Autofahrten. Bei Müdigkeit fangen wir häufig an einen Bonbon zu lutschen, Kaugummi zu kauen o.Ä.

4. Einbeziehen der Angehörigen

Die Einbeziehung der Angehörigen, die ihre Fähigkeiten und Unterstützung einbringen, ist für Pflegepersonal noch eher befremdlich, gewinnt jedoch glücklicherweise zunehmend an Bedeutung. Werfen wir einen Blick in die Kinderkrankenpflege, so ist die Einbeziehung der Eltern und „Rooming in" zur Selbstverständlichkeit geworden. Eine ähnliche Vorgehensweise ist bei der Betreuung von Erwachsenen nicht unbedeutender.

Angehörige sind für die Patientin vertraute Personen, die Einbeziehung dieser Vertrauenspersonen sollte grundlegend mehr Beachtung bei unserem pflegerischen Handeln finden.

Hinweis: natürlich muss die individuelle Situation berücksichtigt werden, daher kann nicht ausgeschlossen werden, dass Angehörige auch Fortschritte „verhindern“.

Beispiele

- Ehefrau kommt jeden Nachmittag und liest ihrem Mann Abschnitte der Tageszeitung vor (Aphasie).
- Enkeltochter kommt täglich zum gemeinsamen Abendbrot (fühlt sich allein).
- Ehemann wäscht seine Frau jeden Abend basal stimulierend nach Bobath (Hemiplegie).

Eine Einschätzung des Pflegeteams, wann und wie Angehörige einbezogen und angeleitet werden können und wann sie überfordert sind, muss auf jeden Fall vorausgehen. Bei der Übernahme pflegerischer Interventionen ist die gezielte Anleitung durch das Pflegepersonal eine wichtige Voraussetzung, z.B. Angehörige lernt stufenweise die Bobath-Waschung. Ebenso gilt eine gute Beobachtungsgabe zur Einschätzung des Verhältnisses zwischen Patientin und Angehörigen. Die Unterstützung durch Angehörige können sehr unterschiedlich empfunden werden, was für die eine Patientin angenehm ist, kann von einer anderen Patientin als peinlich eingestuft werden. Da dies individuell verschieden ist, muss die Integration von Angehörigen der jeweiligen Situation angepasst sein.

In der Praxis konnte ich erfahren, dass Angehörige Interesse und Bereitschaft zur aktiven Unterstützung signalisieren und sich durch die Möglichkeit ihrer Mithilfe nicht mehr so hilflos fühlten.

Sicherlich kommen ihnen jetzt Gedanken zu dem zeitlichen Aspekt, der die Anleitung von Angehörigen erfordert. Der Zeitaspekt darf nicht außer Acht gelassen werden, doch überlegen Sie selbst, welche Relation der zeitliche Faktor einnimmt, wenn z.B. die Tochter ihren hemiplegischen Vater bei dem täglichen Abendbrot anleitet oder der Ehepartner die tägliche Bobath-Waschung vornimmt. Weiterhin sollten wir bedenken, dass es vornehmlich die Angehörigen sind, die den Betroffenen kontinuierlich über die institutionellen Grenzen hinaus begleiten, bzw. die weitere Betreuung zu Hause gewährleisten (z.B. von Intensivstation auf periphere Station, von dort aus in die Rehabilitationsklinik/Übergangspflege/häusliche Umgebung o.Ä.).

5. Umgang mit Hilfsmitteln

Spezielle Materialien fördern und erhalten die Eigenständigkeit des Patienten. Nicht immer stehen alle speziellen Hilfsmittel in den Einrichtungen des Gesundheitswesens zur Verfügung. Einige der Hilfsmittel sind jedoch unverzichtbar, um professionelle Pflege gewährleisten zu können und sollten bestellt werden; z.B. eine Drehscheibe, ein Rutschtuch, höhenverstellbare Betten für verschiedene Transferarten (Bobath, Kinästhetik), spezielle Ess- und Trinkhilfen.

Hilfsmittel, die von dem Patienten über einen längeren Zeitraum benötigt werden, können von den Angehörigen bei der Krankenkasse beantragt werden (diese stimmt jedoch aufgrund der Einsparungsmaßnahmen dem Antrag nicht immer zu).

Aus der Praxis weiß ich, dass es nach einem informativen Gespräch, für die meisten Angehörigen selbstverständlich war, spezielle Hilfsmittel anzuschaffen. Meistens waren sie sogar dankbar, endlich einmal ein gezieltes Mitbringsel kaufen zu können, statt des üblichen Blumenstraußes (die Kosten sind weitgehend vergleichbar, z.B. spezielles Hemiplegiebrett: ca. 20 Euro).

Beispiele

- Patientin kann mit linker Hand auf dem Hemiplegiebrett ihr Brot bestreichen.
- Patientin kennt die „en bloc"-Technik zum Aufsehen.
- Patientin kann mit der Tellerrandbegrenzung eigenständig ihr Mittagessen einnehmen.

Ressourcen sind nicht immer auf den ersten Blick zu erfassen. Sie erfordern eine geschulte Beobachtungsgabe und sind erst im Laufe der pflegerischen Interventionen erkennbar.

Ganz bewusst habe ich die Ressourcen vor der Erfassung der Pflegeprobleme genannt. Wir haben gelernt, blitzschnell die pflegerischen Probleme zu erfassen und gleich die entsprechenden Pflegehandlungen einzuleiten. Um die Selbständigkeit der Patientin zu fördern bzw. zu erhalten, müssen wir umlernen und den Ressourcen stärkere Beachtung schenken! Vorhandene Ressourcen sollen in jedem Fall genutzt werden! Werden der Patientin Tätigkeiten abgenommen, die sie selbst bewältigen könnte, führt dies zu einem verstärktem Krankheitsgefühl, zur Minderung des Selbstbewusstseins und zur erhöhten Pflegeabhängigkeit. Werden die Ressourcen genutzt, die Patientin fachgerecht angeleitet und unterstützt, wirkt Pflege aktivierend statt abnehmend.

Übung zur Erkennung von Ressourcen

Prüfen Sie sich selbst oder gemeinsam mit Kolleginnen. Lesen Sie die folgenden Aussagen. Prüfen Sie, ob es sich bei der jeweiligen Aussage um eine Ressource handelt oder nicht, und begründen Sie Ihre Entscheidung!

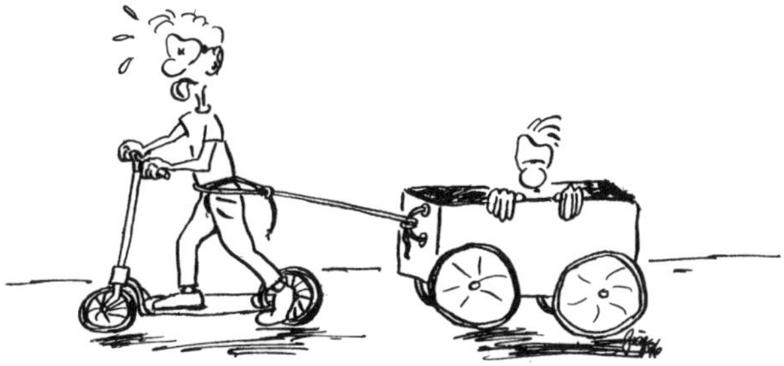

Abnehmende Pflege

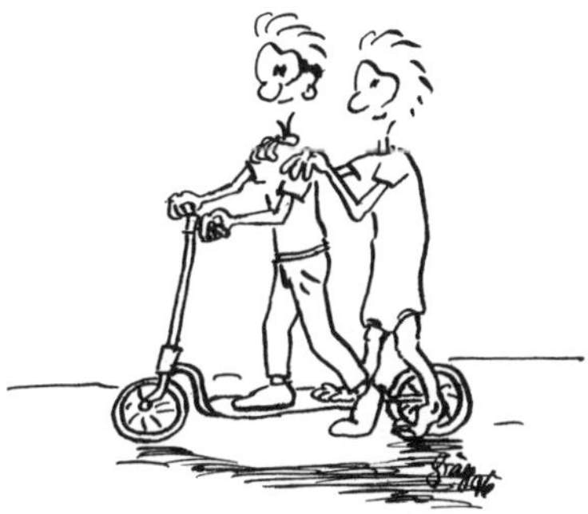

Aktivierende Pflege

1. Die Tochter kommt regelmäßig zu Besuch und berichtet von Ereignissen in der Familie.
2. Die Patientin hat zur Aufnahme des Mittagessens nur eine Hand zur Verfügung, besitzt jedoch einen Tellerrand, den sie anwenden kann.
3. Die Motivation der Patientin, sich am Genesungsprozess aktiv zu beteiligen.
4. Die Fähigkeit der Patientin, sich das Gesicht und den Oberkörper selbst waschen zu können.
5. Die Fähigkeit der Patientin, sicher an der Bettkante zu sitzen.
6. Die Fähigkeit der Patientin sich eigenständig das Fühstücksbrot zu schmieren.
7. Die Körperpflege wird von der Pflegekraft übernommen.
8. Die Patientin akzeptiert die Bettruhe.
9. Die Mahlzeiten werden von der Pflegekraft vorbereitet und der Patientin eingegeben.
10. Die hemiplegische Patientin verspürt ihren Harndrang und äußert diesen.

11. Die Patientin bestimmt selbständig den Blutzuckerspiegel, errechnet ihre Insulineinheiten und injiziert sich diese selbst.
12. Die Fähigkeit der Patientin, ihr Tracheostoma eigenständig zu versorgen.

Vergleichen sie ihre Aussagen mit der folgenden Auflösung

Ihre Begründungen müssen nicht identisch mit den in der Auflösung aufgeführten Begründungen sein. Ausschlaggebend ist, dass Sie eine ähnliche Richtung verfolgt haben.

1. Ja! Die Patientin kann dadurch am gesellschaftlichen Leben teilhaben, fühlt sich integriert und kann sich mit Vertrauenspersonen austauschen. Denken Sie daran, welche wichtige Rolle Ihre Freunde und Bekannte in schwierigen Lebenssituationen für Sie spielen. Der Genesungsprozess wird positiv beeinflusst.
2. Ja! Haben Sie schon einmal versucht das Mittagessen mit einer Hand einzunehmen? Die Nahrung auf die Gabel zu „schieben" gestaltet sich sehr schwierig, die Nahrung rutscht am Rand des Tellers herunter! Mit dem Anbringen eines Tellerrandes wird dies verhindert, die Patientin kann eigenständig ihre Nahrung einnehmen. Was würde ohne dieses Hilfsmittel passieren? Höchstwahrscheinlich würde der Patientin nach einem gewissen Zeitraum die Nahrung eingegeben werden. Die Patientin würde sich wahrscheinlich in die Kleinkindphase zurückversetzt fühlen. Durch den Tellerrand wird diese Abhängigkeit verhindert, die Patientin ist aktiv statt passiv!
3. Ja! Die Motivation und aktive Beteiligung der Patientin wirken sich positiv auf die Pflegetherapie aus. Ein Mensch, der den Willen zur Genesung aufweist und am Fortschritten interessiert ist, wird ein vielfaches mehr leisten können. Sie kennen sicherlich aus ihren praktischen Erfahrungen, welchen Unterschied es macht, demotivierte oder motivierte Patienten zu aktivieren.
4. Ja! Die Patientin ist in dieser Lebensaktivität teilweise selbständig, nur Teilbereiche müssen von der Pflegekraft übernommen werden.
5. Ja! Die Fähigkeit der Patientin, sicher am Bettrand zu sitzen, ist der erste Schritt zu einer erfolgreichen Mobilisation. Kennen Sie das Lächeln, dass Patientinnen über das Gesicht huscht, wenn sie z.B. nach einer Bettruhe das erste Mal an der Bettkante sitzen? Oft hörte ich die Aussage: „Schwester, jetzt geht es aufwärts". Nicht nur die reine Fähigkeit, sich sicher am Bettrand halten zu können, sondern auch der psychische Aspekt wirkt sehr positiv auf den Genesungsprozess.
6. Ja! Die Patientin ist in dieser Lebensaktivität eigenständig, dies bedeutet, unabhängig vom Pflegepersonal zu sein.

7. Nein! Die Körperpflege wird von der Pflegekraft übernommen, die Patientin ist passiv.
8. Ja! Sie kennen bestimmt Beispiele aus ihrer täglichen Arbeit, wo die Patientin die Bettruhe nicht akzeptiert. Interventionen des gesamten therapeutischen Teams können dadurch erschwert sein. Die Einsicht und Akzeptanz der Bettruhe wirken sich somit positiv auf die gesamte Genesung aus.
9. Nein! Die Patientin ist passiv, die Pflegekraft übernimmt die Vorbereitung der Nahrung und gibt sie der Patientin ein.
10. Ja! Diese Fähigkeit sind erste Schritte zur Kontinenz der Patientin. Wir wissen, wie wichtig diese Fähigkeit gerade beim Kontinenztraining ist. Das Verspüren des Harndranges und die gezielte Mitteilung an das Pflegepersonal bedeuten einen maßgeblichen Schritt, im Lebensbereich Ausscheidung die Eigenständigkeit zurück zu erlangen.
11. Ja! Die Patientin ist bezüglich der Insulintherapie unabhängig von dem Pflegepersonal.
12. Ja! Die Patientin benötigt bezüglich der Tracheostomaversorgung keine Hilfe durch das Pflegepersonal. Dies bedeutet Unabhängigkeit!

Fallbeispiel zur Erkennung von Ressourcen

Möchten Sie das Erkennen von Ressourcen noch vertiefen? Nein, dann überspringen Sie dieses Kapitel! Ja, dann schlagen Sie erneut das Fallbeispiel zur Informationssammlung auf (Seite 46 ff). Notieren Sie sich, welche Ressourcen Herr Meier aufweist?

Notizen:

Auflösung

1. Lähmung des rechten Beines ist rückläufig (es müsste noch genauer differenziert werden, z.B. kann er das Bein aufstellen?).

2. Reaktion auf Ansprache (sinnvoll zu nennen in welcher Art).
3. Bewegung des linken Arms möglich (ersichtlich, da er mit nicht betroffenen Arm auf das Bett bzw. den Nachttisch schlagen kann).
4. Selbständiges Waschen des Oberkörper unter Anleitung.
5. Interesse am Weltgeschehen, morgendliches Lesen der Tageszeitung.
6. Interesse an klassischer Musik und Fernsehen.
7. Vorlieben: Milchkaffe, Pfefferminztee, deftige Hausmannskost/ Mittagsschlaf, Frühaufsteher/Duschbad, Mundduschе (auch bei Pflegeanamnese möglich).
8. Fähigkeit, Tätigkeiten (bis auf Schreiben) mit der linken Hand auszuführen (muss noch genauer beschrieben werden, z.B. kämmt sich mit linker Hand).

Haben Sie die Übung überschlagen bzw. beendet, so begleiten Sie mich in das nächste Kapitel. Es wird Ihnen sehr vertraut sein, da wir die Erfassung von pflegerischen Problemen gewohnt sind!

Pflegeprobleme – Erkennen und Prioritäten setzen

Wir sind geübt Probleme zu erfassen! Schwierigkeiten bereitet uns jedoch oftmals die Differenzierung der Probleme, sowie deren Dokumentation und Auswertung. Für den Verlauf und die Wirkung der Pflege ist jedoch neben einer korrekten Informationssammlung und der Integration der Ressourcen die exakte Erfassung der Pflegeprobleme unverzichtbar.

Was sind Pflegeprobleme?

Defizite können einen oder mehrere Lebensbereiche betreffen. Die vorliegenden Defizite werden in Form von Anleitung, Unterstützung/Begleitung bzw. Übernahme der Tätigkeit durch das Pflegeteam kompensiert.

Ein Pflegeproblem besteht, wenn Beeinträchtigungen die Selbständigkeit der Patientin einschränken und diese nicht eigenständig kompensiert werden können.
In der Pflegeplanung werden ausschließlich pflegerische Probleme aufgenommen, keine medizinischen Probleme!

Eine Abgrenzung ist nicht immer einfach, als Hilfestellung gilt: Pflegeprobleme können durch pflegerische Interventionen therapiert werden! Ich möchte die Abgrenzung zwischen pflegerischen und medizinischen Problemen am Beispiel der Diagnose Herzinfarkt darstellen:

Diagnose: Herzinfarkt

Medizinische Problembereiche
- Lokalisation/Schweregrad
- Vitale Bedrohung
- Intensivpflichtig?
- Dyspnoe? Arrhythmie?
- Lysetherapie?

Pflegerische Problembereiche
- äußert Angst vor erneuter Luftnot
- äußert, dass ihm die Schweißausbrüche unangenehm sind
- hat Schwierigkeiten den Stuhlgang auf dem Steckbecken zu verrichten
- sagt, dass ihm die Hilfestellung bei der Körperpflege unangenehm ist
- möchte mit Laptop im Bett arbeiten (Angst um Arbeitsstelle)

Die Abgrenzung zwischen medizinischen und pflegerischen Problemen schließt eine konstruktive Zusammenarbeit des gesamten therapeutischen Teams keinesfalls aus! Sie wirkt förderlich, da die Pflegeplanung die pflegerische Vorgehensweise für fächerübergreifende Berufsgruppen (Ärzte, Physiotherapeuten, Diätassistenten, Logopäden etc.) transparent macht.

In der Pflegeplanung können jedoch nur Probleme aufgenommen werden, die auch durch die Pflege angegangen werden können.

In der Intensivpflege erscheint dies besonders anspruchsvoll, da hier die Übergänge zwischen medizinischer und pflegerischer Therapie in ganz besonderem Maße ineinander übergehen. Mit etwas Übung werden Sie jedoch bald die Unterschiede erkennen!

Wie werden Pflegeprobleme formuliert?

Pflegeprobleme sollen folgendermaßen formuliert werden:
- **kurz** und knapp (keine Romane, sondern das Wesentliche!)
- **genau** und **detailliert** (Art und Weise des Defizits)
- so **objektiv** wie möglich (ohne Werturteil).

Um den Schreibaufwand möglichst gering zu halten und eine transparente Übersicht zu gewährleisten, empfehle ich bei den herkömmlichen Pflegeplanungsformularen folgende Einteilung:
- **Sollte die Ursache/der Grund der Einschränkungen für alle bzw. den Großteil der Pflegeprobleme identisch sein, kann dieser zu Anfang genannt werden.** Dadurch ersparen Sie sich Wiederholungen und reduzieren den Schreibaufwand (z.B. Hemiparese rechts, Wahrnehmungsdefizit rechts als

Oberpunkt statt: kann sich aufgrund von Hemiparese rechts nicht eigenständig drehen, kann sich aufgrund von Hemiparese rechts nicht selbst waschen, kann sich aufgrund von Hemiparese rechts das Brot nicht eigenständig schmieren usw.).

- **Nennen Sie den betroffenen Lebensbereich als Überschrift.** Es erleichtert die Übersicht (z.B. Waschen/Kleiden, Essen/Trinken etc.).
- **Verwenden Sie unterschiedliche Farben** zur besseren Übersicht (z.B. die betroffenen Lebensbereiche werden in rot, die Ressourcen in blau hervorgehoben).

☺ Unabhängig, für welches System Sie sich entscheiden, ausschlaggebend ist die einheitliche Anwendung im Pflegeteam!

Falls Sie anfänglich Schwierigkeiten haben, Pflegeprobleme zu formulieren, stellen Sie sich folgende Situation vor:

Eine Kollegin war im Wochenendfrei und kennt die Patientin nicht. Anhand Ihrer Formulierung soll sie, ohne verbales Nachfragen, genau über die vorliegenden Pflegeprobleme informiert sein.

Dadurch, dass wir die Situationen des Patienten kennen, „verschlucken" wir teilweise wichtige Informationen. Mit der genannten Situation vor den Augen wird es Ihnen leichter gelingen die genannten Grundlagen zur Formulierung von Pflegeproblemen so zu berücksichtigen, dass Ihre Kollegin die Pflegeprobleme auf Anhieb erfassen kann.

Beispiele

1. Patientin mit Oberschenkelamputation rechts, verändertes Körpergefühl	
Bewegen	*Pflegeproblem:* hat aufgrund der Gleichgewichtsstörungen Angst aufzustehen.
2. Patientin ist zeitweise desorientiert	
Waschen und Kleiden	*Pflegeproblem:* kann den Ablauf der Körperpflege nicht allein koordinieren.
3. Patientin mit Hemiparese rechts	
Essen und Trinken	*Pflegeprobleme:* kann ihr Brot nicht allein bestreichen, kann das Mittagessen nicht selbst vorbereiten, äußert Angst sich zu verschlucken
4. Patientin mit Urininkontinenz	
Ausscheiden	*Pflegeproblem:* nimmt Harndrang nicht wahr

Nur eine klare und eindeutige Problemformulierung gewährleistet, dass die darauf folgende Zielsetzung realistisch und exakt ist.

Übung zur Problemformulierung

1. Patientin mit linksseitige Hemiparese	
Sich Bewegen	*Pflegeproblem:* Mobilisation eingeschränkt
Es wird nicht ersichtlich, in welcher Art und Weise die Mobilität der Patientin eingeschränkt ist. Kann sie nicht allein aufstehen, ihre Lage im Bett nicht selbständig verändern, nicht zur Klingel greifen, die Beine nicht aufstellen?	
Eine differenziertere Darstellung ist:	*Pflegeproblem:* kann ihre Lage im Bett nicht eigenständig verändern
2. Patientin mit einer Gipsschiene am rechten Arm	
Essen und Trinken	*Pflegeproblem:* kann Nahrungszufuhr nicht allein gestalten
Das genaue Defizit ist nicht erfassbar. Kann die Patientin die Tasse nicht allein halten und zum Mund führen; fehlt ihr die Kraft, das Besteck zum Mund zu führen; kann sie das Brot nicht allein schmieren; verschüttet sie Nahrungsmittel, da ihre Hände zittern?	
Eine aussagekräftigere Darstellung ist:	*Pflegeproblem:* kann sich das Brot nicht allein bestreichen
3. Patientin mit einem endständigen Kolostoma	
Kommunikation	*Pflegeproblem:* ist launisch und schwierig
Diese Formulierung ist nicht objektiv, es wird geurteilt. Aufgabe ist es, dass wirkliche Problem herauszufinden. Warum verhält sich die Patientin so? (Gespräch anbieten) Fehlen der Patientin Informationen? Hat sie Angst nicht mehr gesellschaftsfähig zu sein? Wendet sie sich bei der Kolostomiepflege ab?	
Das eigentliche Pflegeproblem könnte sein:	*Pflegeproblem:* äußert Angst nicht mehr gesellschaftsfähig zu sein.

Hinweis: Die Ursache für das jeweilige Pflegeproblem kann wie beschrieben, dargestellt werden. Sollten Sie diese Vorgehensweise nicht befürworten, muss die Ursache dem jeweiligen Problem zugeordnet werden, z.B. kann sich das Brot nicht allein schmieren (Koordinationsschwierigkeiten).

Generelle und individuelle Pflegeprobleme

Pflegeprobleme können grundsätzlich in zwei große Hauptgruppen eingeteilt werden:

- generelle Pflegeprobleme
- individuelle Pflegeprobleme.

Generelle Pflegeprobleme sind allen Patienten unter gleichen Bedingungen gemeinsam und damit voraussehbar. Durch professionelle Pflegeinterventionen können sie größtenteils vermieden werden.

Beispiele

Bei allen Patientinnen, die ihre Lage im Bett nicht eigenständig verändern können, besteht Dekubitusgefahr. Wir leiten zur Vermeidung prophylaktische Maßnahmen ein, z.B. zweistündliche 30°-Lagerung mit Keilkissen.

Die Patientin weint, wenn sie urininkontinent ist.

Individuelle Pflegeprobleme sind spezifische Probleme der Patientin. Diese sind personenbezogen und betreffen die ganz persönlichen Lebensumstände der Patientin und ihr Erleben.

Welche Pflegeprobleme gehören in die praktische Pflegeplanung?

In der praktischen Anwendung der Pflegeplanung treten immer wieder Probleme bezüglich des Schreibaufwandes auf. Eine Erleichterung kann durch die Integration von Pflegestandards gewährleistet werden (Beispiel S. 62 ff). In vielen Einrichtungen werden Pflegemaßnahmen mittels Pflegestandards einheitlich festgelegt. Pflegestandards beschreiben generelle Pflegeprobleme, Pflegeziele und -maßnahmen. Die Anwendung wird in der betreffenden Patientenkurve dokumentiert. Dabei wird der jeweilige Pflegestandard benannt (z.B.: D1/die Nummer beschreibt den verwendeten Pflegestandard) und muss von der ausführenden Pflegekraft mit ihrem Unterschriftenkürzel gegengezeichnet werden. Genau diese generellen Pflegeprobleme erneut in der Pflegeplanung zu dokumentieren wäre „doppelt gemoppelt". Sollte ein ähnliches System angewandt werden, müssen meiner Ansicht nach generelle Pflegeprobleme nicht in der Pflegeplanung erfasst werden.

Um den Gesamtüberblick in der Pflegeplanung zu gewährleisten, können im Pflegeplanungsformular unter der Rubrik Pflegemaßnahmen der Pflegestandard und die Häufigkeit der Anwendung vermerkt werden (die anderen Rubriken können ausgespart werden). Eine andere Möglichkeit ist das Einfügen einer standardisierten Pflegeplanung, in welcher diese Problemarten, Pflegeziele und evtl. Pflegemaßnahmen aufgeführt sind.

Die generellen Pflegeprobleme dürfen jedoch nicht aus den Augen verloren werden! Generelle Pflegeprobleme können zu individuellen Pflegeproblemen werden!

Beispiel
Die generelle Dekubitusgefahr der Patientin hat sich trotz prophylaktischer Pflegeinterventionen leider manifestiert. Die Patientin hat einen Dekubitus! Ein aus dieser Situation sich ergebendes individuelles Problem könnte sein, dass die Patientin nicht in der 30°-Lagerung schlafen kann!

Beispielhafte Standardisierung genereller Pflegeprobleme

(siehe nächste Doppelseite)

Generelle Pflegeprobleme können durch standardisierte Pflegeplanung oder Pflegestandards inkl. Tätigkeitsnachweis abgedeckt werden!
Individuelle Pflegeprobleme werden in der praktischen Pflegeplanung aufgenommen!

Um unser Augenmerk zu schulen, sollten wir darauf achten, dass Pflegeprobleme in verschiedene Situationen begründet sein können.

Aktuell
- Von Patient geäußert: z.B. Patientin klagt über Schmerzen in Operationsgebiet
- Messbar: z.B. Patientin trinkt nicht ausreichend/nur 500 ml/Tag
- Zu beobachten: z.B. Patientin nimmt Schonhaltung ein

Verdeckt/vermutet
Begründen sich auf das Verhalten der Patientin und können sich körperlich manifestieren: z.B. Patientin schaut ängstlich, wenn über ihre Entlassung gesprochen wird und bekommt Atemnot. Das vermutete Problem muss abgeklärt werden: z.B. Patientin traut sich die Bewältigung des eigenen Haushaltes noch nicht zu.

Wichtig ist das Erkennen von Pflegeproblemen. Nur Pflegeprobleme die erkannt werden, können pflegetherapeutisch behandelt werden!

Beispielhafte Standardisierung genereller Pflegeprobleme

Name: **Vorname:** **geb.:** **Station:** **Blatt-Nr.:**

Dat.	Hz.	Nr.	Ressourcen/ Pflegeproblem	Pflegeziele	F	S	N	Pflegemaßnahmen	Kontrolle am:	Kontrolle (Datum/Hz.)
			Generelle Pflegeprobleme					hausinterne Prozess-standards können in-tegriert werden		
		1.	Kontrakturgefahr R:	a) kennt Sinn und Zweck der Maß-nahmen b) physiologische Beweg-lichkeit ist erhalten * c) vorhandene Beweg-lichkeit ist erhalten *						

* Hinweis: eine physiologische Beweglichkeit ist bei älteren oder behinderten Menschen nicht immer realistisch. Hierbei könnte eine Erhaltung der vorhandenen Beweglichkeit angemessener sein.

F = Frühdienst, S = Spätdienst, N = Nachtdienst

Dat.	Hz.	Nr.	Ressourcen/ Pflegeproblem	Pflegeziele	F	S	N	Pflegemaßnahmen	Kontrolle am:	Kontrolle (Datum/Hz.)
		2.	Thrombosegefahr R:	a) kennt Sinn und Zweck der Maßnahmen b) physiologischer Blutrückfluss ist erhalten c) vorhandene Fähigkeit/en lt. Ressource/n sind erhalten						
		3.	Pneumoniegefahr R:	a) kennt Sinn und Zweck der Maßnahmen b) physiologische Lungenbelüftung ist erhalten * c) atmet tief und gleichmäßig d) hustet Sekret ab e) vorhandene Fähigkeit/en lt. Ressource/n sind erhalten						
* Hinweis: eine physiologische Lungenbelüftung ist bei z.B. bestimmten Erkrankungen nicht realistisch, evtl. erscheint eine tiefe und gleichmäßige Atmung angebrachter										
		4.	Dekubitusgefahr R:	a) intakte Haut ist erhalten b) vorhandene Fähigkeit/en lt. Ressource/n sind erhalten						
		5.	Infektionsgefahr der Einstichstelle: Braunüle®/ ZVK re./li. (bitte umkreisen)	infektionsfreie Einstichstelle						

(Mit freundlicher Genehmigung des Städtischen Krankenhauses Kiel)

Übung zur Problemerfassung

Lesen Sie die Fallbeispiele und überlegen Sie, ob sich Pflegeprobleme ableiten lassen:

1. Herr Schulze leidet unter Schwerhörigkeit auf dem linken Ohr und trägt ein Hörgerät, welches er eigenständig säubert und einsetzt.

Besteht ein Pflegeproblem: Ja/Nein? Formulieren Sie ggf. das Pflegeproblem!

Notizen:

2. Frau Beier trägt aufgrund einer Schwerhörigkeit auf dem rechten Ohr ein Hörgerät. Da sie unter Koordinationsstörungen leidet, wurde die Pflege und das Einsetzen des Hörgerätes zu Hause von ihrem Ehemann übernommen.

Besteht ein Pflegeproblem: Ja/Nein? Formulieren Sie ggf. das Pflegeproblem!

Notizen:

Auflösung

1. Allein die Tatsache, dass Herr Schulze ein Hörgerät trägt, ist noch kein Pflegeproblem. Er bewältigt das Säubern und Einsetzen eigenständig, es besteht kein Pflegeproblem, da er das Defizit allein kompensieren kann (vgl. Fiechter/Meier).

2. Anders sieht es bei Frau Beier aus, da die bestehende Koordinationstörung ein selbständiges Einsetzen und Säubern des Hörgerätes nicht ermöglicht.

Patientin mit Koordinationsstörungen

- Kommunikation
- *Pflegeproblem:* kann ihr Hörgerät nicht allein säubern und einsetzen.

3. SCHRITT: Pflegeziele

■ Was soll erreicht werden?

Nachdem Sie ihre Aufmerksamkeit dem Erfassen von Ressourcen und Pflegeproblemen geschenkt haben kommen wir zu einem Kapitel, welches für die Pflege noch recht ungewohnt ist: Das Festlegen der genauen Zielsetzung, d.h. was mit den Pflegeinterventionen erreicht werden soll.

Natürlich haben wir auch ohne die Anwendung der Pflegeplanung pflegerische Ziele, jedoch existieren diese meist im Kopf jeder einzelnen Pflegekraft und können daher auch von Person zu Person variieren. Der Patientin und den Angehörigen sind diese Ziele oftmals nicht transparent.

Bei der praktischen Pflegeplanung geht es jedoch darum gemeinsam und einheitlich auf die festgelegten Pflegeziele hinzuarbeiten: Nach Möglichkeit sollten die Patientin, die Angehörigen und das gesamte Pflegeteam „an einem Strang ziehen"!

■ Was sind Pflegeziele?

Ein Pflegeziel ist ein Ergebnis, welches die Patientin, das Pflegeteam und die Angehörigen in einem festgelegten Zeitraum erreichen wollen. Es beschreibt, welche Fortschritte und Eigenständigkeiten erreicht werden sollen.

- Ein Pflegeziel gibt die Richtung der Pflegemaßnahmen an: Welches Fernziel wollen wir mit der Patientin erreichen?
  - z.B. hemiplegische Körperhälfte wahrnehmen.
  - z.B. eigenständig die Körperpflege durchführen
- Es ist ein Kriterium, die Pflegemaßnahmen hinsichtlich ihrer Wirksamkeit und Qualität zu überprüfen: Sind die durchgeführten Pflegemaßnahmen erfolgreich?
  - z.B. nimmt die Patientin durch die Anwendung des Bobath-Konzeptes die hemiplegische Körperhälfte bewusster wahr?

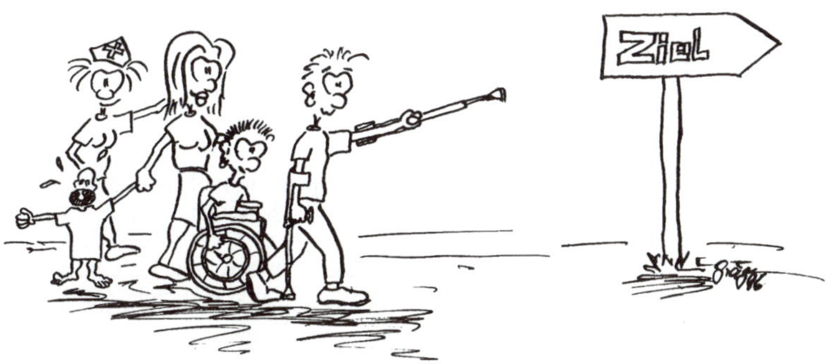

  - z.B. konnte durch die Anleitung bei der Waschung, gezielt die Hand der Patientin zum Gesicht und Oberkörper zu führen, ein Schritt in Richtung Eigenständigkeit bei der Körperpflege erreicht werden?
- Ein Pflegeziel zeigt die Veränderung bezüglich der Ausgangssituation und dem Endresultat auf: Was wurde erreicht, verbessert?
  - Ausgang: z.B. Patientin nimmt die hemiplegische Körperhälfte nicht wahr.
  - Endresultat: z.B. Patientin bezieht bei Tätigkeiten die hemiplegische Körperhälfte mit ein.
  - Ausgang: z.B. Patientin kann sich nicht eigenständig waschen.
  - Endresultat: z.B. Patientin wäscht sich Oberkörper und Gesicht selbständig.

Ein Pflegeziel kann sich auf verschiedene Bereiche beziehen

- Den Zustand der Patientin, z.B.:
  - hat intakte Haut
  - atmet tief und gleichmäßig
- Das Können der Patientin, z.B.:
  - hält Gleichgewicht beim Stehen
  - kann sich Gesicht und Oberkörper selbst waschen
- Das Wissen der Patientin, z.B.:
  - kennt die Wirkung des Insulins
  - kennt Sinn sowie Technik der Bobath-Waschung
- Messbare Befunde der Patientin, z.B.:
  - trinkt 2,5 l täglich
  - nimmt ein Kilo innerhalb einer Woche ab
- Verhalten und Entwicklungsprozess der Patientin, z.B.:
  - kann Ängste äußern
  - akzeptiert bzw. toleriert Leben mit Beinamputation.

Ziele bezüglich des Verhaltens und des Entwicklungsprozesses der Patientin sind nur bedingt überprüfbar.

Pflegeziele können verschiedene Intentionen haben

Zustandserhaltung (Erhaltungsziele)

Erhaltung des Ist-Zustandes; z.B. intakte Haut erhalten, vorliegende Ressourcen erhalten.

Aus juristischer Sicht besteht die Verpflichtung jeder einzelnen Pflegeperson zur Zustandserhaltung. Auch bei Zeitmangel haben Erhaltungsziele immer Priorität!

Erhaltungsziele kommen besonders zum Tragen, wenn ein Rehabilitationsziel (Verbesserung) z.Zt. oder auch auf längere Sicht nicht realistisch erscheint.

Gerade bei der Betreuung alter Menschen und/oder Menschen mit Behinderung begegnen uns solche Situationen vermehrt.

Die Erhaltungsziele verfolgen hierbei die Intention vorliegende Selbständigkeiten zu erhalten um eine erhöhte Pflegeabhängigkeit zu minimieren bzw. zu verhindern.

Das Erhaltungsziel kann ausformuliert werden (Beispiel 1) oder sich auf die angegebene Ressource beziehen (Beispiel 2). Weiterhin kann wie auf S. 135 dargestellt verfahren werden.

Beispiel 1:
Pflegeziel: wäscht sich weiterhin Gesicht und Oberkörper selbständig.

Beispiel 2:
Ressource: kann sich Gesicht und Oberköper selbständig waschen.
Pflegeziel: Fähigkeit lt. Ressource ist erhalten.

Zustandsverbesserung (Rehabilitationsziele)
Schritt der von Ist-Zustand zu Sollzustand führt, z.B.:

- Ist: hat keine Kenntnisse und Fertigkeiten bezüglich der Insulintherapie
- Soll: ist bezüglich der täglichen Insulingabe unabhängig
- Schritt von Ist zu Soll:
  a) kennt Zeichen der Hypo- und Hyperglykämie
  b) kann Blutzucker allein bestimmen
  c) kennt Maßnahmen um Hypoglykämie auszugleichen
  d) kennt die Wirkung des Insulins etc.

Zustandsverarbeitung (Bewältigungsziele)
Bewältigt veränderte Lebensbedingungen, z.B. findet neue Lebensinhalte bei bleibender Behinderung, z.B. nimmt an einer Umschulungsmaßnahme teil, trifft sich regelmäßig in einer Selbsthilfegruppe, um Möglichkeiten der Stressbewältigung kennen zu lernen (vgl. Stösser, S. 130).

Wie formuliere ich Pflegeziele?

Die Pflegezielsetzung bezieht sich auf die vorausgegangene Problemstellung und berücksichtigt die Ressourcen.

Welche Ressourcen hat die Patientin im betroffenen Lebensbereich?
Welches Pflegeproblem liegt in dem betroffenen Lebensbereich vor?
Welche realistische Pflegezielsetzung kann abgeleitet werden?

☺ Für jedes formulierte Pflegeproblem wird ein Pflegeziel festgelegt!

Wir kennen Zielsetzungen verschiedenster Art aus unserem täglichen Leben. Sei es eine Urlaubsreise oder das Erlernen einer Fremdsprache. Unser Leben wird von den verschiedensten Zielen durchzogen. Um unsere Zielsetzungen zu erreichen versuchen wir in Teilschritten dem ersehnten Ziel näher zu kommen. Wie sich dies gestalten kann möchte ich an einem Beispiel verdeutlichen:

Stellen Sie sich vor, Sie haben am Strand die vielen Surferinnen beobachtet und waren begeistert von dieser Sportart. Sie haben sich das Ziel gesetzt, surfen zu lernen. Sie werden sich als Anfängerin bestimmt nicht gleich eine komplette Surfausrüstung kaufen und bei Windstärke sieben Ihre ersten Versuche starten. Wahrscheinlich werden Sie versuchen schrittweise ihrem Ziel näher zu kommen:

1. Ausrüstung kennen lernen und vorbereiten
2. Sicher auf dem Brett stehen
3. Gabelbaum aus dem Wasser aufrichten
4. Zwei Meter surfen ohne ins Wasser zu fallen usw.

Sie werden Stück für Stück Fortschritte machen und nach einem gewissen Zeitraum das Surfvergnügen in vollen Zügen genießen können.

Die Vorgehensweise und damit auch die Formulierung von Pflegezielen gestaltet sich wie bei dem dargestellten Surfbeispiel: Schrittweise!

Greifen Sie bei der Zielformulierung nicht „zu den Sternen“, sondern betrachten Sie, was in der momentanen Situation wirklich erreichbar ist! Die vollständige Ge-

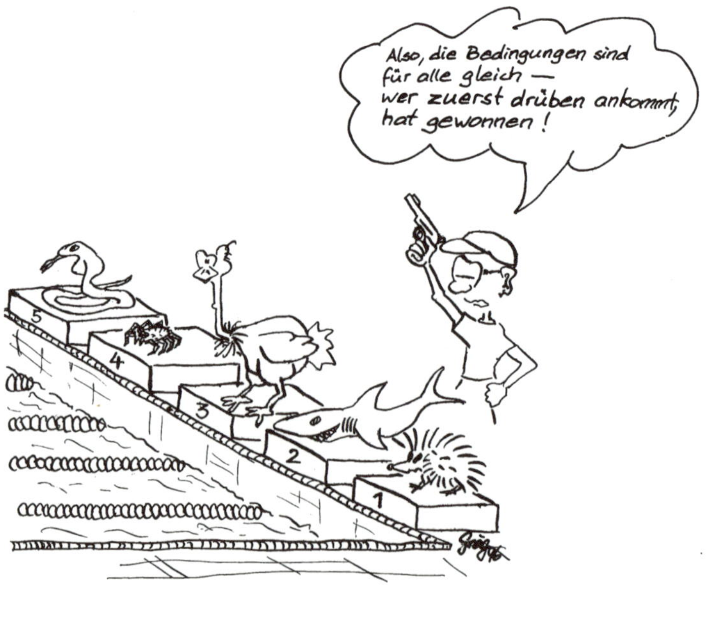

nesung und Selbständigkeit der Patientin ist selbstverständlich wünschenswert, aber nicht immer realistisch. Oft müssen viele kleine Teilschritte gegangen werden, bevor eine Selbständigkeit in dem betroffenen Lebensbereich erreicht wird. Teilweise ist eine Selbständigkeit sogar unerreichbar, z.B. durch eine vorliegende Behinderung. Eine Zielsetzung in diesem Fall wäre, die vorliegende Fähigkeiten zu erhalten (Erhaltungsziel).

Ein Pflegeziel muss realistisch, d.h. für die Patientin erreichbar sein!

Die folgende Abbildung verdeutlicht die Wichtigkeit, dass ein Pflegeziel der individuellen Situation der Patientin angemessen ist.

Realistische Pflegeziele sind kleine Schritte, die für kürzere Zeitabstände formuliert werden, *z.B. Patientin wäscht sich bis ... (Datum) das Gesicht eigenständig (Ziel 1).*

Ist dieses Pflegeziel erreicht, wird ein neues Pflegeziel festgelegt, z.B. Patientin wäscht sich bis ... (Datum) den Oberkörper selbständig (Ziel 2).

Das erreichte Pflegeziel ist jeweils als Ressource anzusehen.

Waschen/Kleiden:
- Ressource: Wäscht sich das Gesicht selbständig (erreichtes Ziel 1)
- Pflegeproblem: Kann Körperpflege nicht eigenständig ausführen
- Pflegeziel: Kann sich bis ... (Datum) den Oberkörper selbständig waschen.

Diese Teilschritte werden als *Nahziele* bezeichnet!

Durch die Formulierung überschaubarer Abschnitte kann festgestellt werden, ob die Patientin sich bis zum vorgegebenem Datum das Gesicht eigenständig waschen kann, d.h. Ergebnisse können gesichert werden! Dies ist ein Faktum, welches bei der Festlegung von Pflegezielen bedeutend ist.

Pflegeziele müssen *überprüfbar* sein!

Sicherlich ist bei den täglichen Pflegeinterventionen eine Kontrolle der Fortschritte zu verzeichnen; dieses reicht jedoch zur genauen Abprüfbarkeit nicht aus. Das Pflegeziel muss nach einem festgelegten Zeitraum (Datum) überprüft werden. Ohne die Angabe „bis wann“ das Pflegeziel erreicht werden soll, ist eine Ergebnissicherung nicht möglich. Eine Ausnahme bilden die Erhaltungsziele, welche bis auf weiteres formuliert werden können. Allerdings muss auch hier eine regelmäßige Kontrolle in festen Zeitabständen erfolgen (z.B. wöchentlich).

Durch die schrittweise fortlaufende Pflegezielsetzung und Ergebnissicherung kommt es zu sichtbaren Erfolgserlebnissen für die Patientin, das Pflegeteam und die Angehörigen. Das damit verbundene Gefühl „*wir* haben etwas erreicht“, wirkt sich motivierend auf alle Beteiligten aus.

Die Fragestellung „Ist das Ziel erreicht?“, muss klar mit ja oder nein beantwortet werden können (Ergebnissicherung). **Nahziele sind abprüfbar!**

Natürlich haben alle Beteiligten ein abschließendes Ziel vor Augen, z.B. *die Patientin erreicht die größtmögliche Unabhängigkeit bei der Körperpflege.*

Inhaltlich kann diese Zielsetzung jedoch stark variieren und über den Zeitraum des z.B. Krankenhausaufenthaltes hinaus gehen und in der Rehabilitationsklinik, der häuslichen Pflege oder dem Seniorenheim weiterverfolgt werden.

Diese abschließenden Ziele werden als Fernziele bezeichnet, da sie nach Ablauf der gesamten Pflegeinterventionen erreicht werden sollen! **Fernziele sind schwer abprüfbar!**

Sollten Sie sich mit Literatur bezüglich der Pflegeplanung auseinandergesetzt haben, wird Ihnen bestimmt aufgefallen sein, dass oft Fernziele und anschließend Nahziele aufgeführt werden. Ein Fernziel ist wichtig, um nicht aus den Augen zu verlieren „wohin der Weg führt“. Da Fernziele teilweise institutionsübergreifend fungieren oder oftmals einen längeren Zeitraum benötigen, sind sie schwer abprüfbar.

In der Ausbildung ist die Integration von Fernzielen durchaus sinnvoll, um die analytischen Fähigkeiten der Schülerinnen zu schulen. Bei der täglichen Anwendung halte ich diese Vorgehensweise jedoch nicht für generell erforderlich, da die Nahziele fortlaufend überprüft und aktualisiert werden. Weiterhin erfolgt durch jedes erreichtes Nahziel eine Annäherung zum Fernziel.

Formulieren Sie bei der praktischen Pflegeplanung immer Nahziele! Dies ist m.E. ausreichend und verringert den Schreibaufwand.

Anforderungen an ein Pflegeziel

Ein Pflegeziel soll:

- Genau und detailliert formuliert sein
- Realistisch/erreichbar sein (Nahziel)
- Zeitangabe enthalten, wann das Ziel erreicht sein soll (Überprüfbarkeit/Ergebnissicherung).
- Kurz und bündig formuliert sein
- Keine Pflegemaßnahme beschreiben.

Ein Pflegeziel beschreibt ein Ergebnis, welches erreicht werden soll. Es sagt nicht aus, was wir vermeiden, verhindern und nicht erreichen wollen! Daher ist die verneinende Form bei der Formulierung von Pflegezielen nach Möglichkeit zu vermeiden. Beispielsweise ist die Formulierung *intakte Haut*, der Formulierung *kein*

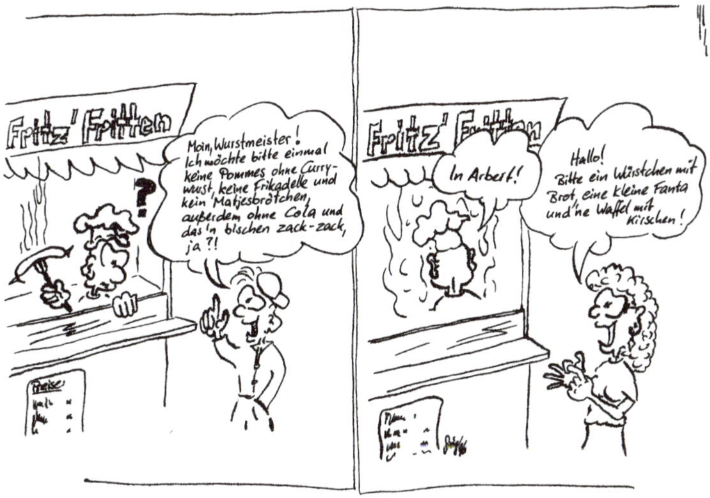

Dekubitus vorzuziehen. Das folgende Comic verdeutlicht, warum es allgemein sinnvoller ist auszusagen *was* wir wollen, anstatt was wir *nicht* wollen.

Sollten sie jedoch Schwierigkeiten mit dieser Formulierung haben, wählen Sie die verneinende Form: „Besser verneinend formuliert, als gar nicht."

Integration der Patientin bei der Pflegezielformulierung

Die Patientin ist eine mündige Bürgerin! Sie ist Betroffene und Partnerin zugleich. Die Pflegeziele betreffen ihren ganz persönlichen Genesungsprozess. Informieren Sie nach Möglichkeit die Patientin und die Angehörigen über die pflegerische Zielsetzungen. Sollte der aktuelle Zustand dieses Vorgehen nicht ermöglichen, z.B. ist die Patientin nicht ansprechbar, versuchen Sie, die Angehörigen bei der Pflegezielsetzung einzubeziehen. Wird den Patientinnen und deren Angehörigen transparent gemacht, was erreicht werden soll, wird die Ebene einer konstruktiven Zusammenarbeit ermöglicht. Je nach Patientenzustand und -situation kann das Pflegeziel auch mit der Patientin zusammen formuliert werden; z.B. will bis ... (Datum) ein Kilo abnehmen. Die gemeinsame Formulierung ist sehr empfehlenswert und effektiv, da die Patientin als gleichberechtigte Partnerin einbezogen wird. Bei der gemeinsamen Formulierung muss die jeweilige Pflegeperson jedoch geübt und sicher in der Anwendung der praktischen Pflegeplanung sein. Leider muss zum Ausdruck gebracht werden, dass die z.Zt vorliegenden Rahmenbedingungen diese Vorgehensweise nicht immer begünstigen. Überstürzen Sie nichts, auch Pflegekräfte können nicht ganze Berge auf einmal versetzen! Wir müssen uns Nahziele setzen und Teilschritte (wie die Patientin) bewältigen, um das endgültige Ziel zu erreichen. Sie können „Schritt für Schritt" die Anwendung der praktischen Pflegeplanung erweitern! Wenn Sie sich nicht in der Lage fühlen mit der Patientin gemeinsame Ziele zu formulieren, versuchen Sie es zu einem späteren Zeitpunkt (wenn Sie sich sicherer in der Erstellung der Pflegeplanung fühlen und über entsprechende Rahmenbedingungen in ihrem Arbeitsgeld verfügen).

Wiederholungsübung: Grundlagen der Pflegeziele

Möchten Sie „spielend leicht" die wichtigsten Grundlagen zum Thema Pflegeziele wiederholen? Viel Spaß! Auflösung auf S. 73 unten.

Waagerecht:

1. Welche Art von Zielen ist abprüfbar?
2. Welche Art von Zielen ist **nicht** abprüfbar?
3. Was soll ein Pflegeziel **nicht** beschreiben?
4. Wie muss ein Pflegeziel formuliert sein, damit es erreichbar ist?

Senkrecht:

5. Wie muss ein Pflegeziel formuliert sein, damit die Zielsetzung detailliert ersichtlich ist?
6. Was muss ein Pflegeziel enthalten, damit es abprüfbar ist?
7. Wie soll ein Pflegeziel formuliert sein, um den Schreibaufwand möglichst gering zu halten?

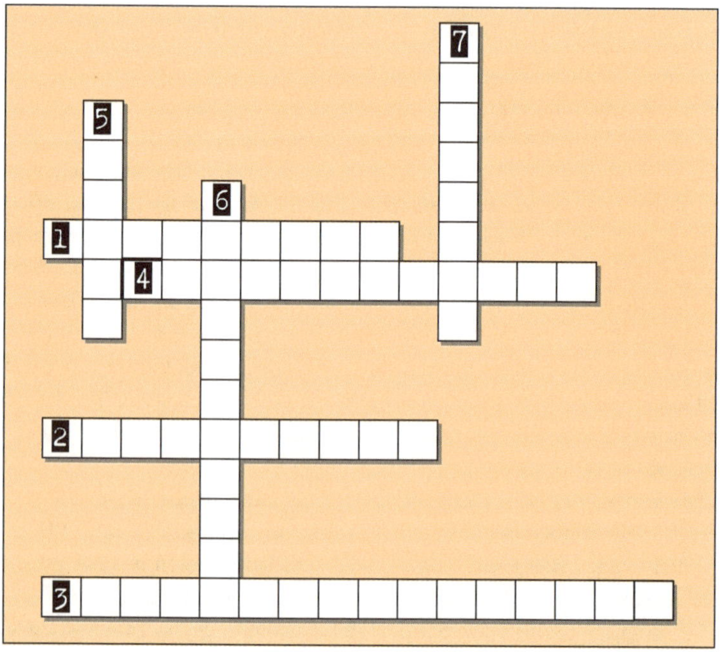

Übung zur Pflegezielformulierung

Lesen Sie die Pflegeziele und überprüfen Sie, ob diese korrekt formuliert sind. Begründen Sie ihre Aussage!

1. Patientin weist symptomatisch eine Hemiparese links auf.

- Sich Bewegen:
  - Ressource: Kann rechte Körperhälfte bewegen, unterstützt den Lagerungswechsel mit rechter Körperhälfte.
  - Pflegeproblem: Kann ihre Lage im Bett nicht eigenständig verändern.
  - Pflegeziel: Nimmt bis (Datum) bei Lagerungswechsel eigenständig die linke Hand mit.

2. Patientin hat eine Gipsschiene am rechten Arm, ist Rechtshänderin.

- Essen und Trinken:
  - Ressource: Kann linke Hand bewegen, am Tisch sitzen, kennt Sinn und Zweck des rutschfesten Brettchens.
  - Pflegeproblem: Kann sich das Brot nicht allein bestreichen, Brot rutscht vom Teller.
  - Pflegeziel: Bewältigt Nahrungszubereitung eigenständig.

3. Patientin wird über eine Trachealkanüle beatmet:

- Kommunikation:
  - Ressource: Ist ansprechbar, zeitlich, örtlich und zur Person orientiert
  - Pflegeproblem: Kann nicht sprechen, kann nicht leserlich schreiben
  - Pflegeziel: Akzeptiert, dass sie sich z.Zt. nicht verbal äußern kann, antwortet bis (Datum) gezielt mit Kopfnicken- bzw. Kopfschütteln auf Fragestellungen.

Auflösung

1. Ja. Die Formulierung ist genau/detailliert, enthält eine Zeitangabe (Datum) und beschreibt keine Pflegemaßnahme.

2. Nein! Die Formulierung ist ungenau und schwer abprüfbar. Bei der Zielsetzung „bewältigt Nahrungszubereitung eigenständig“ ist nicht ersichtlich, was genau erreicht werden soll. Die Formulierung enthält keine Zeitangabe. Es wird nicht deutlich, bis wann die Patientin die Zielsetzung erreicht haben soll. Die Zielsetzung ist dadurch nicht abprüfbar. Die korrekte Formulierung müsste lauten: *Bestreicht sich Brot bis (Datum) selbständig.*

Auflösung des Kreuzworträtsels

Waagerecht: 1. NAHZIELE, 2. FERNZIELE, 3. PFLEGEMASSNAHME, 4. REALISTISCH

Senkrecht: 5. GENAU, 6. ZEITANGABE, 7. BUENDIG

3. Ja. Alle Aspekte wurden bei der Zielformulierung berücksichtigt. Sie werden jedoch bemerkt haben, dass die Formulierung das Pflegeproblem zu akzeptieren keine Zeitangabe enthält. Eine Schwierigkeit, die bei der Festlegung von Pflegezielen betreffend des Verhaltens und Entwicklung der Patientinnen immer wieder auftaucht, ist die genaue Abprüfbarkeit und die Zeitangabe. Es wäre jedoch nicht realistisch, hier ein vorgegebenes Datum einzufügen, da Pflegeziele dieser Art je nach aktuellem Befinden der Patientin täglich variieren können. Ob die Patientin gezielt mit Kopfnicken und Kopfschütteln auf Fragestellungen antworten kann, ist wiederum an einem festgelegtem Datum abprüfbar.

Vielleicht fragen Sie sich jetzt „sollen solche Pflegeziele dann überhaupt aufgenommen werden?“ Überlegen Sie selbst, welchen Unterschied es macht, wenn eine Patientin ihre momentane Situation akzeptieren kann ...! Diese Zielsetzung ist von großer Bedeutung für die pflegerischen Interventionen! Zielsetzungen dieser Art werden täglich/fortlaufend überprüft. Bei dem letzen Schritt der Pflegeplanung (Beurteilung der Pflege) werde ich diesen Punkt noch genauer erläutern.

4. SCHRITT: Planung der Pflegemaßnahmen

Wie wollen wir das Pflegeziel erreichen?

Es ist richtig unser „tägliches Brot“, die Pflegemaßnahmen zu planen und durchzuführen. Der entscheidende Punkt dabei ist, dies nicht nur gedanklich zu tun, sondern es gezielt festzulegen und zu dokumentieren. Wir sind es mittlerweile gewohnt, durchgeführte Pflegemaßnahmen schriftlich zu fixieren. Die verbindliche Festlegung von Pflegemaßnahmen findet jedoch nur bedingt statt. Um ein aufgestelltes Pflegeziel erreichen zu können ist es allerdings unumgänglich, verbindliche Pflegemaßnahmen auszuwählen.

Es wird genau festgelegt *wie,* d.h. mit welchen Pflegemaßnahmen das aufgestellte Pflegeziel erreicht werden soll! Dies entspricht einer Pflegeverordnung und ist für das gesamte Pflegeteam verbindlich.

Veränderungen müssen fachlich begründet und den betreuenden Pflegekräften transparent sein, sowie dokumentiert werden.

Dadurch wird vermieden, dass jede Pflegeperson eine andere Pflegemaßnahme wählt. Die Pflegemaßnahmen werden vom gesamten Pflegeteam kontinuierlich, einheitlich und zielorientiert angewandt!

Festgelegte Pflegemaßnahmen können verschieden gestaltet sein. Dabei bezieht sich die Auswahl der Pflegemaßnahmen immer auf das jeweilige Pflegeproblem und die entsprechend abgeleitete Zielsetzung, die bestehenden Ressourcen werden integriert.

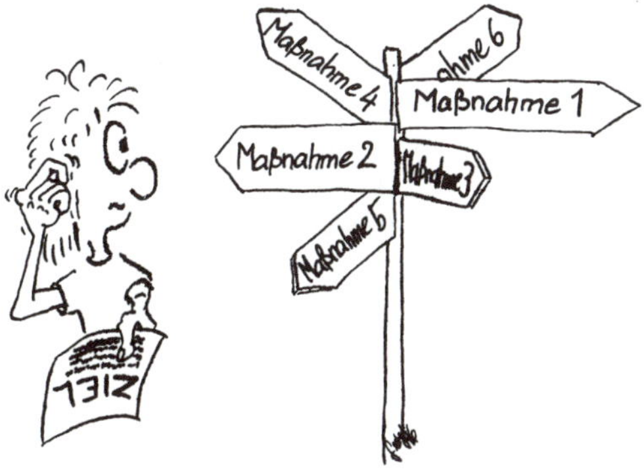

Pflegemaßnahmen können

- vollständig kompensatorisch sein, z.B. Patientin wird von der Pflegekraft gewaschen.
- teilweise kompensatorisch sein, z.B. die Patientin kann sich Gesicht und Oberkörper eigenständig waschen (Ressource); die Pflegekraft wäscht die verbleibenden Körperteile.
- unterstützend wirken; z.B. die Patientin wird angeleitet, welche Vorgehensweise zur Körperpflege sinnvoll ist; z.B. Waschtraining nach dem Bobath-Konzept. Die spezielle Vorgehensweise wird durch die Pflegekraft (ggf. Ergotherapie) durch gezielte Anleitung vermittelt und trainiert (vgl. Orem, S. 48 ff.).

Pflegeprofessionalität: nicht nur ein Begriff!

Die Pflegequalität steht in engem Zusammenhang mit der Auswahl der Pflegemaßnahmen!
Festgelegte Pflegemaßnahmen sollen auf dem neuesten „Stand" sein.

Diese Aussage liest sich einfach, die Forderung, die damit verbunden ist, gestaltet sich allerdings sehr umfassend. Um angemessene Pflegeinterventionen anwenden zu können, ist die kontinuierliche Fort- und Weiterbildung der Pflegekräfte erforderlich, evtl. sind fächerübergreifende/interdisziplinäre Fortbildungsveranstaltungen sinnvoll. Nur so können gezielt Auswahlkriterien zur Planung der Pflegemaßnahme stattfinden.

„Was ich nicht kenne, kann ich nicht bedenken, einbeziehen und anwenden." Schrecken Sie nicht gleich zurück! Alte Gewohnheiten loszulassen ist nicht einfach, doch die Ansicht: „Früher .., das wurde immer so gemacht", bedeutet Stillstand! Nichts bleibt ewig gleich, das gesamte Leben ist durchzogen von Veränderungen. Und empfinden sie Stillstand nicht auch als langweilig?

Neue Möglichkeiten zu entdecken bringt Kreativität in den Pflegealltag. Der Routineablauf wird belebt! Probieren Sie es aus! Die meisten Pflegekräfte gehen nach anfänglicher Skepsis und Unsicherheit wieder motivierter und mit mehr Spaß an Ihrer Arbeit. Die einzige Voraussetzung, die Sie mitbringen müssen, ist Offenheit. Sie müssen ja nicht für alle neuen Pflegeerkenntnisse „von heute auf morgen" die fachliche Kompetenz aufweisen. Niemand erwartet übermenschliche Fähigkeiten.

Pflege ist Teamarbeit! Das beinhaltet „miteinander und voneinander" lernen! Sie werden erkennen, das sich dies positiv auf Ihre Berufszufriedenheit und die Zufriedenheit der Patientinnen auswirken wird.

Die meisten Institutionen haben den Fortbildungsbedarf erkannt und durch innerbetriebliche Fortbildungsangebote und evtl. Praxisbegleitungen bzw. klinischen Unterricht abgedeckt. Aus verschiedenen Gründen ist es für Pflegekräfte nicht möglich, an jedem Fortbildungsangebot teilzunehmen. Teilweise fühlen sich Pflegekräfte den Anforderungen nicht gewachsen und fragen sich, wie sie die z.Zt. angebotene Fülle pflegerischer Erneuerungen erlernen sollen. Geht es Ihnen ähnlich? Dann werden Sie den folgenden Vorschlag vielleicht interessiert verfolgen.

Fortbildung muss nicht im gewohntem „Schulstil" an den Seminarraum gebunden sein, Fortbildungsveranstaltungen können auch stationsspezifisch und teamorientiert stattfinden. Beispielsweise besucht eine Pflegeperson einen Fortbildungskurs „Bobath-Konzept in der Pflege", eine andere Pflegeperson hat einen Grundkurs in der Basalen Stimulation® absolviert, eine weitere am Kinästhetik®-Grundkurs und am Validations-Gundkurs teilgenommen.

Leider zeigt die Pflegepraxis, dass die Teilnehmerinnen meist „still und heimlich" versuchen, die erlernten Kenntnisse umzusetzen. Es mangelt an Transparenz für das Pflegeteam und dadurch auch oft an Verständnis und Unterstützung! Diese Aspekte sind jedoch Voraussetzung, um teamorientiert arbeiten zu können.

Die Teilnehmerinnen von Aus-, Fort- und Weiterbildungsmaßnahmen können einen entscheidenden Schritt zur Pflegeprofessionalität leisten, indem sie als Multiplikatoren agieren. Wird z.B. in der Teambesprechung von den Fortbildungs- und Unterrichtsinhalten berichtet, wird dem Pflegeteam transparent, welche neuen Erkenntnisse zur Verfügung stehen. Keine Panik, sicherlich müssen Multiplikatorinnen selbst die praktische Umsetzung einüben, keiner spricht von angeborenem Perfektionismus.

Pflegefachpersonen, wie z.B. Pflegetherapeutinnen, Pflegelehrkräfte und Praxisanleiterinnen stehen ihnen bestimmt gern mit „Rat und Tat" zur Seite.

Wichtig ist es den persönlichen Defiziten mit echtem Interesse zu begegnen und nicht pauschal mit dem Urteil „neumodischer Kram" zu verwerfen.

Sagen Sie, welche Pflegeinterventionen Ihnen nicht bekannt sind; z.B. „atemstimulierende Einreibung“. „Kenne ich nicht, kannst Du mir das erklären bzw. zeigen?“ Aus persönlichen Erfahrungen kann ich berichten, dass die eine oder andere Pflegekraft so begeistert sein wird, dass sie an dem nächsten Fortbildungsangebot persönlich teilnehmen möchte. So beginnt ein Kreislauf, der meiner Ansicht nach viel versprechend klingt.

Die Integration neuester Pflegeerkenntnisse erfolgt so schrittweise und der fachliche Austausch im Pflegeteam bildet dabei eine praxisorientierte Grundlage.

☺ Aus-, Fort- und Weiterbildung ebnet den Weg zur Pflegeprofessionalität!
Pflegeprofessionalität sichert die Pflegequalität!

Es ist nicht der Sinn dieses Buches inhaltlich auf neueste Pflegeerkenntnisse einzugehen. Ich möchte jedoch an einem Beispiel verdeutlichen, welche Auswirkungen die Wahl der Pflegemaßnahmen auf die Pflegezielsetzung haben kann.

Beispiel
Für eine Patientin mit Hemiplegie haben Sie das Pflegeziel *„sitzt sicher im Stuhl“* formuliert. Die Patientin soll vom Bett in den Sessel mobilisiert werden. Die Patientin wird durch die bestehende Hemiplegie und der damit verbundene Wahrnehmungsstörung zur betroffenen Seite neigen und das eigene Körpergewicht nicht halten können.

1. Pflegekraft ohne Fortbildungskenntnisse:
Zwei Pflegepersonen versuchen mit gewohnten Mobilisationstechniken der Pflegezielsetzung nachzukommen. Die Mobilisation ist für die Pflegekräfte sehr schweißtreibend, die Patientin versucht mit angsterfülltem Blick all ihre Kräfte aufzubringen. Für alle Beteiligten ist diese Maßnahme mit hoher Anstrengung verbunden. Die Durchführung dieser Maßnahme ist zudem äußerst gefährlich (Sturzgefahr). Die Pflegekräfte werden die Ansicht vertreten, das Pflegeziel sei unrealistisch und es verwerfen.

2. Pflegekraft kennt die Transfermöglichkeiten nach dem Bobath-Konzept und dem kinästhetischen Prinzip:
Durch diese Kenntnisse wird die Pflegekraft in der Lage sein mit speziellen Transfertechniken auf das geplante Pflegeziel hinzuarbeiten. Da die Transfertechniken vorhandene Beweglichkeiten berücksichtigen und besondere Techniken anbieten, wird eine sichere und schonende Mobilisation ermöglicht (ohne Rückenbelastung). Sie werden das Pflegeziel mittels dieser Kenntnisse leichter erreichen. Die Pflegekraft hält die Pflegezielsetzung für realistisch und erreichbar.

☺ Die Auswahl der geplanten Pflegemaßnahme beeinflusst, ob ein Pflegeziel erreicht werden kann oder nicht.

Utopie? Nein! Während der Begleitung einer Modellstation wurde ich bezüglich der Transfermöglichkeiten erstaunt gefragt: „*Wie hast du Frau R. gestern in den Stuhl bekommen? Wir haben es zu zweit nicht geschafft!*" Anfänglich herrschte Verunsicherung und Skepsis. Durch praktische Übungen wurde daraus erst Fortbildungsbegeisterung und anschließend Pflegealltag!

Pflegemaßnahmen formulieren

Bei der Formulierung der Pflegemaßnahmen muss genau erkennbar sein in welcher Art und Weise die durchzuführende Pflegemaßnahme erfolgen soll.

Eine Angabe, wie z.B. Lagerung, wäre unzureichend, da Fragen unbeantwortet bleiben: Wie soll die Lagerung erfolgen (30 Grad Seitenlagerung, nach Bobath)? Wann und wie oft soll gelagert werden (stündlich, zweistündlich, zur Trachealtoilette, lt. Lagerungsplan)?

Die detaillierte Formulierung ist notwendig, um eine kontinuierliche Pflegetherapie gewährleisten zu können.

Beispiel
Überlegen Sie, wie Sie folgender ärztlicher Anordnung nachkommen können: „Der Patientin X soll Heparin verabreicht werden."

Diese Anordnung können Sie nicht ausführen, da detaillierte Angaben fehlen. Wie soll das Heparin verabreicht werden (s.c. oder i.v., mittels Perfusor®)? Wie viele Einheiten sollen verabreicht werden: 5.000 I.E., 7.500 I.E., 20.000 I.E.? Wie oft soll Heparin verabreicht werden (zweimal täglich, dreimal täglich, kontinuierlich)? Wann soll das Heparin verabreicht werden, in welchen zeitlich Abständen?

Für Pflegekräfte ist es selbstverständlich, dass der ärztliche Dienst *7.00 und 19.00 Uhr: 7.500 I.E. Heparin s.c.* anordnet (oder 2 x täglich und sich auf die stationsinternen Zeitintervalle bezieht). Diese Anordnung ist ohne weitere Nachfragen ausführbar! Ebenso muss es sich bei geplanten Pflegemaßnahmen verhalten!

In der formulierten Pflegemaßnahme muss daher immer ersichtlich sein: **was, wann, wie oft** und **wie** durchgeführt werden soll.

Ebenso ist bei der Integration von Standardkürzel auf die Vollständigkeit zu achten, ggf. muss das Standardkürzel stichwortartig erweitert werden.

Somit beinhaltet die Formulierung die konkrete Pflegemaßnahme (was und wie), incl. die Angabe über die Häufigkeit und deren zeitliche Abstände (wie oft und wann).

Dabei soll die Formulierung möglichst genau, kurz und verständlich sein. Sie soll keine medizinische Therapie beschreiben und muss die Ressourcen berücksichtigen.

Beispiele zur Pflegemaßnahmenformulierung

1. Bewegungseinschränkung durch Hemiparese links

- Essen und Trinken:
  - Ressource: Patientin ist Rechtshänderin, kennt Zweck des rutschfesten Brettchens, der Messergabel, des Tellerrandes.
  - Pflegeproblem: Kann sich Brot nicht allein schmieren, Mittagessen rutscht über den Tellerrand.
  - Pflegeziel: Schmiert und schneidet Brot bis ... (Datum) eigenständig, kann bis ... (Datum) mittags selbständig die Nahrung aufnehmen, ohne dass die Nahrung über den Tellerrand rutscht.
  - Pflegemaßnahme: Hilfsmittel und deren Anwendung erklären, Anleitung zur Nahrungsvorbereitung- und -aufnahme zu den Mahlzeiten: Materialien bereitstellen, Nahrungsmittel sichtbar bzw. erreichbar anordnen, verschlossene Nahrungsmitteltöpfchen öffnen und auf separaten Teller anrichten, Hilfestellung beim eigenständigen Bestreichen geben (oder Standardnummer einfügen).

Was: Nahrungsvorbereitung und -aufnahme
Wann/Wie oft: Zu den Mahlzeiten
Wie: Hilfsmittel und deren Anwendung erklären, Anleitung zur Nahrungsvorbereitung und -aufnahme zu den Mahlzeiten etc. (oder „siehe Standard ...").

2. Oberflächliche Atmung durch Schmerzen im OP-Gebiet, verordnete Bettruhe (Pneumoniegefahr)

- Atmen:
  - Ressource: Akzeptiert Bettruhe, beteiligt sich motiviert an Pflegemaßnahmen.
  - Pflegeproblem: Atmet oberflächlich und schnell, äußert verringerte Ruhe durch Schmerzen.
  - Pflegeziel: Atmet tief und gleichmäßig, ist während der ASE entspannt und hat schmerzreduzierte Zeitintervalle.
  - Pflegemaßnahme: Atemgymnastik mit Triflo®: 2-stdl./ 10 Atemzüge, ASE (8.00/14.00/19.00 Uhr) in linker Seitenlage, mit W/O-Lotion (Name der Lotion) oder Standard.

Was: Atemgymnastik
Wann/Wie oft: 2-stdl./10 Atemzüge
Wie: mit Triflo® (oder Standard)
Was: ASE
Wann/Wie oft: 8.00/14.00/19.00 Uhr = 3 x tägl.
Wie: In linker Seitenlage, mit W/O-Lotion (Name der Lotion) oder Standard.

Abgrenzungen der Maßnahmenformulierung bei der praktischen Pflegeplanung

Pflegeschülerinnen lernen beim Formulieren der Pflegemaßnahmen genau darzustellen wie sie die Pflegemaßnahme planen und anschließend durchführen wollen. Die Pflegemaßnahme wird detailliert beschrieben und ggf. benötigtes Material aufgeführt. Diese Vorgehensweise liegt im Lehreffekt begründet.

Für die praktische Pflegeplanung ist diese Vorgehensweise „übertrieben". Es muss davon ausgegangen werden, dass examinierte Pflegekräfte über die entsprechenden Fachkenntnisse verfügen oder ggf. diese über entsprechende Fortbildungen erwerben.

Eine Beschreibung der atemstimulierenden Einreibung an dieser Stelle ist zu schreib- und zeitaufwendig.

Einen Beitrag zur detaillierten Maßnahmenbeschreibung leisten Pflegestandards, welche die genaue Vorgehensweise inkl. benötigtem Material beschreiben (vgl. folgendes Kapitel).

☺ Hausinterne Standards müssen auch den Schülerinnen während der Ausbildung vermittelt werden.

Verwenden von Pflegestandards

☺ Die Dokumentation der Pflegemaßnahmen kann durch die Integration von Pflegestandards erheblich erleichtert werden.

Beispiel

Patientin mit altersbedingter Immobilität bei Bettlägerigkeit

- Sich Bewegen:
  - Ressource: Reagiert auf Ansprache und konkrete Fragestellung, kann Arme und Beine bewegen.
  - Pflegeproblem: Kann aus eigener Kraft nicht ihre Lage verändern.
  - Pflegeziel: liegt bequem, intakte Haut ist erhalten.
  - Pflegemaßnahme: Lagerung lt. Plan/Standard D1 a). Bequemlichkeit der Lage erfragen.

Was: Lagerung
Wann/Wie oft: Lt. Lagerungsplan am Bett
Wie: Nach Standard D1 a)/Nachfragen.

(D1 = Dekubitusprophylaxe; a)= 2-stdl. 30°-Seitenlagerung mit Keilkissen)

☺ Der Lagerungsplan gehört zum Dokumentationssystem und darf nicht verworfen werden. Er dient als Durchführungsnachweis!

Grundlage bei der Angabe von Pflegestandards ist natürlich, dass diese dem Pflegeteam inhaltlich bekannt und jeder Zeit zur Einsicht zugänglich sind.

Da die individuellen Ressourcen bei Pflegestandards nicht berücksichtigt werden können, muss teilweise von den vorgegebenen Pflegestandards abgewichen werden.

Abweichungen von festgelegten Pflegestandards erfolgen nur mit fachlicher Begründung und müssen dokumentiert werden.

Abweichung vom Standard bei der Maßnahmenformulierung

Beispiel

Patientin mit Nahrungs- und Trinkkarenz aufgrund einer Pankreatitis. Abneigung gegen standardisiertes Mundpflegemittel (Brechreiz), potentielle Soor- und Parotisgefahr.

- Essen und Trinken:
  - Ressource: Kennt und akzeptiert Gründe der Nahrungs- und Trinkkarenz, trinkt gern Kräuter- und Früchtetees.
  - Pflegeproblem: Äußert Durstgefühl und unangenehmen Geschmack.
  - Pflegeziel: Durstgefühl ist erträglich, hat angenehmen Geschmack, intakte Mundschleimhaut ist erhalten.
  - Pflegemaßnahme: 2-stdl. und bei Bedarf Mundpflege lt. Standard M1, mit Malventee.

Was: Mundpflege
Wann/Wie oft: 2-stdl. und bei Bedarf
Wie: Standart M1/Malventee (Apothekenqualität, keine Teebeutel!)
Abweichung: Mit Malventee (statt vorgegebener Mundpflegelösung)

Fachliche Begründung: Patientin verspürt Brechreiz bei Anwendung vorgegebener Mundpflegelösung; Einbeziehen der individuellen Vorliebe (Ressource).

Übung zur Maßnahmenformulierung

Vielleicht möchten Sie ihren Wissenstand bezüglich der Formulierung von Pflegemaßnahmen überprüfen? Kontrollieren Sie die dargestellten Maßnahmenformulierung (was, wann, wie oft, wie)! Sind die Formulierungen korrekt oder fallen Ihnen Defizite auf? Unter „Bemerkung“ können Sie die festgestellten Defizite dokumentieren.

1. *2-stündliche Lagerung nach Bobath lt. Plan*
Bemerkung:

2. *Therapeutische Waschung*
Bemerkung:

3. *8.00/19.00 Uhr Atemstimulierende Einreibung*
Bemerkung:

4. *10.00/18.00 Uhr: li. Fuß in Betaisodona® baden*
Bemerkung:

5. *1x tägl. Standard W4 (Thymianbrustkompresse)*
Bemerkung:

6. *8.00/18.00 Uhr: Verbandwechsel*
Bemerkung:

Ergebnisse der Übungsbeispiele

1. Beispiel: korrekt

Was: Lagerung
Wann/Wie oft: 2. stdl. lt. Lagerungsplan
Wie: Nach Bobath

2. Beispiel: Formulierung weist Defizite auf

Was: Waschung
Wann: Morgens, abends? Uhrzeit?
Dadurch fehlt die Angabe der Häufigkeit: Wie oft: 1 x täglich, 2 x täglich?
Wie: aktivierend?, beruhigend?, nach Bobath? Mit therapeutischen Zusätzen?
Die korrekte Formulierung müsste wie folgt lauten:
19.00 Uhr (oder abends) beruhigende Waschung mit Lavendelzusatz.
Wann/Wie oft: 19.00 Uhr = 1 x tägl.

3. Beispiel: Formulierung weist Defizite auf

Was: ASE (atemstimulierende Einreibung)
Wann/Wie oft: 8.00/19.00 Uhr = 2 x tägl.
Wie: In Sitzposition, in Seitenlage, in Bauchlage? Welche Creme bzw. Lotion wird verwendet?
Die korrekte Formulierung müsste wie folgt lauten:
8.00/19.00 Uhr ASE mit pH Eucerin F® in linker Seitenlage.

Hinweis: Bei beatmeten Patientinnen kann die ASE auch in Rückenlage am Thorax statt finden.

4. Beispiel: korrekt
Was: Fußbad
Wann/Wie oft: 10.00/18.00 Uhr = 2 x tägl.
Wie: Mit Betaisodona®

5. Beispiel: Formulierung weist Defizit auf
Was: Thymianbrustwickel (Standard W4)
Wann/Wie oft: Die Häufigkeit ist zwar mit der Angabe 1x tägl. deutlich, es fehlt jedoch die genaue Angabe der Zeit: morgens, abends, zur Nacht? Bei dieser Art der Maßnahme sollte die Uhrzeit angegeben werden.
Wie: Standard W4
Die korrekte Formulierung müsste wie folgt lauten:
20.00 Uhr Standard W4

6. Beispiel: Formulierung weist Defizit auf
Was: Verbandwechsel (Standard V1)
Wann/Wie oft: 8.00/18.00 Uhr = 2 x tägl.
Wie: Aseptischer Verbandwechsel, septischer Verbandwechsel; soll die Wunde trocken versorgt oder die Kompressen mit Ringer-Lösung® angefeuchtet werden, werden Medikamente aufgetragen? Hier kann auch die entsprechende Standardangabe genauere Hinweise geben.
Die korrekte Formulierung müsste wie folgt lauten:
8.00/18.00 Uhr aseptischer Verbandwechsel, Hautdesinfektion mit Kodan-Spray®, trocken verbinden mit Mullkompressen und Gitterpflaster oder
2 x tägl. Standard V1

5. SCHRITT: Durchführung der geplanten Pflege

Der fünfte Schritt der Pflegeplanung beinhaltet die geplanten Pflegemaßnahmen in die Tat umzusetzen. Dabei ist nicht nur von Bedeutung, dass Pflegetechniken durchgeführt werden. *Wie* wir etwas tun spielt eine entscheidende Rolle und sollte uns bei jeder Pflegeintervention begleiten. Soll z.B. eine beruhigende Waschung den gewünschten Erfolg zeigen, ist es von Wichtigkeit, dass wir dieser Tätigkeit unsere volle Aufmerksamkeit und Ruhe schenken, sowie Störungen (z.B. durch Reinigungskräfte, Ärzte, anderes Personal) vermieden werden.

Die geplante Pflegemaßnahme ist für das gesamte Pflegeteam verbindlich! Es muss davon ausgegangen werden, dass die Maßnahme wie festgelegt durchgeführt wird.
Begründete Abweichungen von der geplanten Maßnahme müssen schriftlich fixiert werden.

Ich möchte diese Situation beispielhaft erläutern.

Herr Mairat wird lt. Pflegeplanung täglich zu den Mahlzeiten mobilisiert, er soll seine Nahrung sitzend am Tisch aufnehmen. Als sie ihm das Mittagessen bereitstellen, fällt Ihnen auf, wie erschöpft Herr Mairat heute ist. Die röntgenologische Untersuchung am Vormittag hat ihn sehr beansprucht. Nun wäre es sicherlich nicht angemessen Herrn Mairat aufgrund der festgelegten Pflegemaßnahme zu mobilisieren und seinen aktuellen Zustand außer Acht zu lassen. Natürlich muss der aktuelle Zustand von Herrn Mairat Beachtung finden. Sie berücksichtigen sein individuelles Bedürfnis und Herr Mairat nimmt aufgrund seiner Erschöpfung sein Mittagessen im Bett ein.

Ist damit die Pflegezielsetzung verfehlt? Muss das Pflegeziel verändert werden und die Pflegemaßnahme aktualisiert werden? Nein! Wahrscheinlich wird Herr Mairat gegen Abend wieder zu Kräften gekommen sein und die Durchführung kann wie geplant fortgesetzt werden.

Sie müssen nicht gleich die gesamte Pflegeplanung ändern! Die Abweichung von der geplanten Pflegemaßnahme muss jedoch dokumentiert und begründet werden: *„heute Mittag nicht am Tisch gesessen (oder z.B. Maßnahme 3 heute nicht durchgeführt), da von Röntgenuntersuchung erschöpft“*. Dafür steht der Pflegebericht zur Verfügung. Und damit wären wir schon bei dem nächsten Schritt.

6. SCHRITT: Beurteilung der Pflege

Die Pflegeplanung ist ein zeitlich festgelegter pflegerischer Therapieplan. Hierbei werden die einzelnen Pflegeziele für einen bestimmten Zeitraum festgelegt. Der festgelegte Zeitraum, in dem ein Pflegeziel erreicht werden soll, variiert je nach Ausgangszustand der Patientin und Zielsetzung. So kann das eine Pflegeziel realistisch in vier Tagen erreicht werden, ein anderes Pflegeziel erst in sieben Tagen (Gewisse Zielsetzungen, z.B. in Therapie-, Rehabilitationseinrichtungen können einen noch weitergehenden Zeitraum in Anspruch nehmen.). Am Tag des Kontrolldatums wird überprüft (evaluiert), ob die geplante Zielsetzung erreicht wurde bzw. ob die geplanten und durchgeführten Maßnahmen den erhofften Erfolg hatten.

Das schließt die tägliche Beurteilung bei Pflegemaßnahmen nicht aus, z.B. Beurteilung des Hautzustandes bei jedem Lagerungswechsel mit der Pflegezielsetzung: intakte Haut erhalten.

Es ist unumgänglich ein Kontrolldatum für aufgestellte Pflegeziele anzugeben: Bis wann soll das Pflegeziel erreicht sein? Ohne die Angabe des Kontrolldatums ist es nicht möglich zu prüfen, ob das Pflegeziel erreicht wurde.

Die Pflegeplanung gibt *keine* Auskunft über die tägliche Wirkung der Pflegeinterventionen und das Befinden der Patientin! Diese Informationen sind jedoch unumgänglich, um qualifizierte Pflege leisten zu können. Wir müssen aktuell informiert sein wie es der Patientin ergeht! Das ist keine Neuigkeit, oft kommt schon vor dem Schichtwechsel und der offiziellen Pflegeübergabe die Fragestellung der Pflegekräfte: Geht es Frau Meier heute besser? Da wir die Patientinnen nicht „rund um die Uhr betreuen", sind wir auf die täglichen (aktuellen) Angaben unserer Kolleginnen angewiesen.

Die Erfassung und Beurteilung der aktuellen Gegebenheiten (Pflegewirkung und damit Annäherung an die Pflegezielsetzung) erfolgt täglich und wird im Pflegebericht schriftlich fixiert.

Beurteilungskriterien

In unserem Sprachgebrauch hat das Wort „Beurteilen" eher einen negativen Charakter und ist begleitet von einem „bitteren" Beigeschmack. Wir denken an Prüfungen, Klausuren, Examen. Die negative Deutung diese Begriffes mag mit den persönlichen Erlebnissen zusammenhängen, z.B. hatten wir bei einer Prüfung das Gefühl „verurteilt" zu werden. Diese beiden Begriffe sollten jedoch nicht verwechselt werden!

Definieren wir den Begriff für uns neu: *Beurteilen ist das Beobachten und Feststellen einer bestimmten Situation, in der eine Beschreibung des objektiven Ist-Zustandes erfolgt.*

Dies hört sich im ersten Augenblick sehr kompliziert an. Ich möchte das Wort umschreiben. In Wörterbüchern finden wir folgende Vorschläge: abwägen, begutachten, denken über, diagnostizieren. Diese Umschreibungen lassen klarer erscheinen, was Beurteilung beinhaltet.

Die folgenden Fragestellungen können uns behilflich sein, unsere täglichen Pflegeinterventionen unter die „Lupe" zu nehmen: Wie ist der aktuelle Zustand des Patienten? Hat sich der Zustand verbessert bzw. verschlechtert? Hat der Patient Aussagen bezüglich seiner Befindlichkeit gemacht? Haben sich Ressourcen und Problemstellungen aktuell verändert? Sind Fortschritte bezüglich der festgelegten Pflegeziele zu verzeichnen (Zielannäherung)? Welche Wirkung haben die Pflegemaßnahmen auf den Patienten? Wie ist die Reaktion auf die Pflegemaßnahmen? Warum konnten die Pflegemaßnahmen evtl. nicht wie geplant durchgeführt werden? Sind unvorhersehbare Ereignisse oder Komplikationen aufgetreten?

Wir sind diese Art der Beurteilung durch tägliche Beobachtungen und die Dokumentation im Pflegebericht gewohnt.

Durch die Pflegeplanung kommt ein neuer Aspekt hinzu:
- Die Beurteilung ob ein Pflegeziel erreicht wurde!
- Wurde das Pflegeziel erreicht, ist die Pflegemaßnahme abgeschlossen.

Beispiel

Der Vermerk, ob und wann ein Pflegeziel erreicht wurde, lässt sich am einfachsten in der Pflegeplanung direkt vermerken (siehe Beispiel 1). In der Praxis hat sich diese Vorgehensweise bewährt. Sollte ein Pflegeziel vor dem festgelegten Kontrolldatum erreicht werden, kann dies wie in Beispiel 2 angegeben, dokumentiert werden.

Ist ein Pflegeziel zum festgelegten Kontrolldatum nicht erreicht worden, z.B. durch unvorhersehbare Ereignisse, kann wie in Beispiel 3 dargestellt, dokumentiert werden. Die Angabe der Gründe, warum das Pflegeziel nicht zum festgelegten Datum erreicht wurde, müssen angegeben werden. Je nach Formular, können die Gründe direkt in der Pflegeplanung oder im Pflegebericht vermerkt werden. Wichtig ist zu beurteilen, ob ggf. neue Problemformulierungen mit den dazugehörigen Pflegezielsetzungen und Pflegmaßnahmen erfolgen müssen.

Pflegeziel:wäscht sich Gesicht und Oberkörper selbständig.

geplante Pflegezielkontrolle: 05.04.2002

Praktische Pflegeplanung

Beispiel 1						
Datum	**HZ**	**Nr.**	**Individuelles Pflegeproblem**	**Pflegeziel**	**geplante Pflegeziel-kontrolle**	**Pflegeziel-kontrolle (Datum/HZ)**
30.3.02	Bu	1	kann sich nicht allein waschen	wäscht sich Oberkörper und Gesicht eigenständig	5.4.2002	5.4.02/Bu
Beispiel 2						
30.3.02	Bu	1	kann sich nicht allein waschen	wäscht sich Oberkörper und Gesicht eigenständig	5.4.2002	3.4.02/Bu da sehr motiviert/ konzentriert

Beispiel 3						
Datum	**HZ**	**Nr.**	**Individuelles Pflegeproblem**	**Pflegeziel**	**geplante Pflegeziel-kontrolle**	**Pflegeziel-kontrolle (Datum/HZ)**
30.3.02	Bu	1	kann sich nicht allein waschen	wäscht sich Oberkörper und Gesicht eigenständig	5.4.2002	5.4.02: nicht erreicht/Bu Grund: Apoplex am 5.4.02
Je nach Schweregrad des apoplektischen Insults und Ausmaß der Hemiplegie verändert sich die gesamte Pflege der Patientin und damit auch die Pflegeplanung (vgl. Beispiele auf. S. 163 ff).						

Sollte Ihnen diese Vorgehensweise nicht gefallen oder in Ihrem Dokumentationssystem nicht möglich sein, kann die Pflegezielkontrolle auch im Pflegebericht vermerkt werden.

Pflegebericht:

Beispiel 1			
5.4.02			
F	9.00 Uhr	Pflegeziel 1 erreicht	Bu.
Beispiel 2			
3.4.02			
F	9.00 Uhr	Pflegeziel 1 vorzeitig erreicht, da sehr motiviert und konzentriert geübt	Bu.
Beispiel 3			
5.4.02			
F	8.00 Uhr	Pflegeziel 1 nicht erreicht, da Apoplekt. Insult. Pflegeplanung neu erstellt.	Bu.

Pflegeziel nicht erreicht: Was nun?

Wie in Beispiel 3 dargestellt, ist es nicht immer möglich, das zu erreichen, was wir geplant hatten. Das verhält sich bezüglich der Pflegeplanung ähnlich wie in der privaten Lebensplanung: „manchmal durchkreuzen Situationen unsere Pläne und kippen sie um, wir sind gefordert andere Möglichkeiten suchen.“

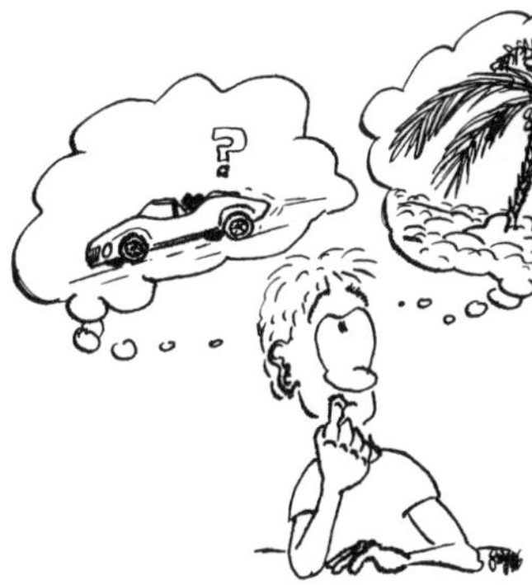

Beispiel

Sie wollten ihren Jahresurlaub in Australien verbringen. Sie haben kräftig gespart, plötzlich versagt ihr Auto. Die anliegende Reparatur fordert all ihr Erspartes. Sie benötigen das Auto jedoch dringend für ihren täglichen Arbeitsweg, da die Verbindung mit öffentlichen Verkehrsmitteln sehr schlecht ist.

Sie ändern ihre Planung! Dieses Jahr verbringen Sie ihren Urlaub in der Türkei und arbeiten erneut auf ihr Urlaubsziel Australien hin.

Ähnlich verhält es sich mit der pflegerischen Zielsetzung!

Beispiel

Pflegeziel 1 nicht vollständig erreicht, nur selbständiges waschen des Gesichtes; bedingt durch Verschlechterung des Allgemeinzustandes durch Herzinfarkt.

Die Ursachen für das Nichterreichen einer Pflegezielsetzung können jedoch nicht nur in unvorhersehbaren Komplikationen begründet sein.

Gerade in der Anfangsphase der praktischen Pflegeplanung können folgende Gründe für eine Verfehlung der Pflegezielsetzung zutreffend sein:

- Lücken in der Informationssammlung/Informationsdefizite
- Falsche Einschätzung der Ressourcen
- Fehleinschätzung bzw. Nichterkennen und Veränderung der Pflegeprobleme
- Unrealistische Pflegezielsetzung
- Nicht angemessene Auswahl der Pflegemaßnahmen
- Unsachgemäße Durchführung der Pflegemaßnahmen.

Beurteilen Sie die Ursache der Pflegezielverfehlung selbstkritisch. Sie werden bemerken, wie schnell Sie aus diesen Defiziten lernen. Betrachten Sie diese Ereignisse als Übungsbegleiterin und nicht als persönlichen Misserfolg. Ihren Kolleginnen ergeht es nicht anders, unterstützen Sie sich untereinander!

Genialität – so nenne ich das Talent, den Dingen ins Gesicht zu sehen, sie geradlinig, ohne Umschweife, ohne verzerrten Blickwinkel und ohne Brechung so zu sehen, wie sie sind (...).
(Maude Adams)

Pflegeübergabe mit der Patientin/Klientin als Beurteilungs- und Kommunikationsinstrument

In der Pflegepraxis taucht immer wieder die Fragestellung auf „wann sollen wir die Pflegeplanung schreiben, überarbeiten und kontrollieren?“. Wenn es die Rahmen- und Arbeitsbedingungen zulassen, kann die Pflegeplanung selbstverständlich zu jeder Zeit erstellt werden. Dies ist leider nicht immer realistisch. Darum möchte ich an dieser Stelle die Pflegeübergabe mit der Patientin bzw. Klientin beschreiben. Diese Form der Übergabe ist nicht nur eine Möglichkeit die betreffende Klientin in ihrem Pflegeprozess zu integrieren, sondern auch ein Instrument zur Verbesserung der Kommunikation, sowie der gesamten Pflegedokumentation inkl. Pflegeplanung. Warum ich in diesem Kapitel den Begriff Klientin statt Patientin verwende wird im Kapitel deutlich.

Begriffsbestimmungen

Für das beim Schichtwechsel zwischen Pflegekräften geführte Gespräch werden im Sprachgebrauch verschiedene Begriffe verwendet: Dienstübergabe, Übergabegespräch, Pflegeübergabe, Dienstübergabegespräch. Am häufigsten wird jedoch die kurze Bezeichnung „Übergabe“ benutzt. Die genannten Begriffe werden synonym benutzt. Eine genaue Definition der Synonyme liegt nicht vor. Es lassen sich jedoch Gemeinsamkeiten aus der Definition „Gespräch“ ableiten.

Gespräch

„Natürliche Art und Weise des Sprachgebrauches, bei denen sich zwei oder mehrere Teilnehmerinnen zwanglos und dennoch sozial geregelt in der Redeführung abwechseln“ (vgl. Lewanadowski, 1990, Band 1, S. 356).

„Sprachliche, dialogische (Dialog = Wechselgespräch) und thematisch zentrierte Interaktion.“ (vgl. Henne/Rehbock, 1982, S. 261).

Eine klare Definition bereitete mir durchaus Schwierigkeiten, die vorliegende Definition stellt ausschließlich den Versuch einer Begriffsbestimmung dar.

☺ Pflegeübergabe: zeitlich begrenztes Austausch- und Informationsgespräch zur kontinuierlichen Gewährleistung von fachgerechten Pflegeinterventionen.

Ich werde im folgenden Text den Begriff Pflegeübergabe verwenden.

Patient oder Klient?

Die Bezeichnung **Patient** ist abgeleitet von patir (lat.): erdulden, leiden.

Parson beschreibt folgende Rollenerwartungen, die an die Patientin gestellt werden:

1. Befreiung von den alltäglichen Verpflichtungen, wie z.B. als Arbeitnehmerin ihrer Pflicht nachkommen.
2. Angewiesen sein auf fremde, fachkundige Hilfe und die Verpflichtung diese Hilfe anzunehmen.
3. Es besteht die Erwartung, dass die Patientin den Willen zur Gesundung hat, jedoch nicht, dass sie hierzu Eigeninitiative entwickelt.

Die Bezeichnung und Rollenerwartungen nach Parson beschreiben deutlich das hierarchische Abhängigkeitsverhältnis zwischen behandelnden Personen und Pflegeempfängern.

Autonomie bedeutet Recht zur Selbstverwaltung (vgl. Knaur, S. 53), der Begriff beschreibt die rechtliche und ethische Unabhängigkeit von Menschen hinsichtlich ihrer Entscheidungen und Verantwortlichkeit (vgl. Heering, S. XIII).

Klient leitet sich ab vom lateinischen clinare: sich anlehnen bzw. cliens: jemand der Anlehnung gefunden hat.

Die Benutzung des Begriffes Klient bereitet Pflegekräften teilweise Schwierigkeiten, da sie das Bild einer Rechtsanwaltkundin vor Augen haben. Bei der folgenden Definition wird allerdings deutlich, welche Intention sich hinter diesem Begriff verbirgt:

Die Klientin ist eine informierte, autonome Empfängerin von Pflegeinterventionen (vgl. Heering, S. XIII).

Betrachten wir diese unterschiedlichen Begriffe, so wird deutlich, das im Rahmen der geforderten (patienten-) menschenorientierten und professionellen Pflege die Bezeichnung Klientin zeitgemäßer erscheint.

Für Pflegekräfte ist die Bezeichnung ungewohnt bzw. befremdlich.

Um die Bezeichnungen der Pflegeempfängerinnen neu zu definieren und auch anzuwenden bedarf es struktureller Veränderungen und auch ein gewisses Maß an Zeit.

Trotzdem werde ich im folgenden Text die Bezeichnung Klientin anwenden, da mir diese Bezeichnung für Pflegeempfängerinnen in diesem Kontext angemessen erscheint.

Herkömmliche Pflegeübergabe

Die Pflegeübergabe findet bei Schichtwechsel, meist in einer gemütlichen Runde im Dienstzimmer statt. Dabei ist die Zeitdauer der Pflegeübergabe je nach Zeitpunkt unterschiedlich. Den längsten Zeitraum nimmt die Pflegeübergabe am Mittag (Wechsel Früh-Spätschicht) ein, da in der Regel im Frühdienst der Arbeitsanfall durch z.B. Untersuchungen, Verbandwechsel, Visitenbegleitung, Unterstützung bei der Körperpflege etc. erhöht ist.

Die Pflegeübergabe ist meist auf zwei „Hauptpersonen", die Bereichspflegekräfte zentriert. Mit Hilfe des Dokumentationssystems wird über die einzelnen Patientinnen berichtet.

Teilweise ist die Anwendung des gesamten Dokumentationssystems gering, oftmals dient ein Notizheft als Informationsstütze (diese Informationen gehören in die Pflegedokumentation).

Das anwesende Pflegepersonal kann während der Pflegeübergabe Informationen zufügen oder Fragen stellen. Organisatorische Belange werden vor oder nach der Pflegeübergabe besprochen. Die erforderliche Präsenz der Pflegekräfte verursacht Störungen innerhalb der Pflegeübergabe durch fragende Personen (z.B. Klientinnen, Besucherinnen, ärztlichen Dienst, Telefon, Klingelruf). Einige Arbeitsbereiche versuchen diese Störungen durch ein Hinweisschild „Bitte nicht stören – Pflegeübergabe" oder eine im Stationszimmer verbleibende Pflegekraft zu minimieren. Die genannten Störungen verlängern die Übergabezeit und unterbrechen den Informationsfluss („was wollte ich sagen, wo war ich stehen geblieben?").

Die Gestaltung der Pflegeübergabe (vor allem nach einem arbeitsreichen Tag) erfordert Konzentration. Wird diese zusätzlich durch Störungen unterbrochen, verliert man leicht den roten Faden, Informationen „gehen unter".

Betrachten wir den Dringlichkeitsgrad einiger Störungen (z.B. Nachfrage bezüglich eines bestimmten Formulars) so ließen sich die Störungen durchaus minimieren. Es hat jedoch den Anschein, als würde der Pflegeübergabe nicht die entsprechende Wertigkeit beigemessen, da diese Art von Störungen immer wieder auftritt.

Teilweise wird die Pflegeübergabe auch nicht als solche angesehen, Angehörige, Klientinnen und auch teilweise fächerübergreifende Berufsgruppen sind der Ansicht „die Pflegekräfte trinken Kaffee". Gleichzeitig werden vom Pflegepersonal jedoch fundierte und umfassende Informationen sowie ein geplanter Stations-/Arbeitsablauf gefordert. Wie sollte dies ohne eine Pflegeübergabe erfolgen?

Eine fundierte Kommunikation und Dokumentation ist für geplantes, zielgerechtes arbeiten in der Pflege unabdingbar!

Wie wird die Klientin beteiligt?

Darauf gibt es eine einfache Antwort: Bei der herkömmlichen Pflegeübergabe erfährt die Klientin keinerlei Beteiligung. Sie muss sich Informationen gezielt über Fragestellungen an das Pflegepersonal einholen. Ein kontinuierlicher Informationsaustausch bezüglich des Pflegeverlaufes ist nicht gewährleistet.

Überlegen Sie welchen Stellenwert Informationen im Privatleben für Sie haben. Stellen Sie sich vor, Sie werden von Ihrem Partner nicht informiert, was gemeinsame Gestaltungen anbelangen. Sei es eine Urlaubsplanung, ein Autokauf oder die Freizeitgestaltung. Ihr Partner teilt Ihnen einfach die einseitig getroffene Entscheidung mit. Wahrscheinlich würden Sie sich „überrumpelt und nicht einbezogen" fühlen.

Diese Vorgehensweise ist z.Zt. für Klientinnen nach wie vor Praxisalltag. Sie schränkt die Autonomie der Klientin stark ein, Entscheidungen werden eher über ihren „Kopf hinweg" getroffen. Wer kann es da verübeln, wenn die Klientinnen auf dieses Informations- und Entscheidungsdefizit mit Misstrauen oder Hilflosigkeit reagieren?

Fühlen wir uns informiert und beteiligt, gibt uns das ein gewisses Maß an Sicherheit und Autonomie!

Gerade Pflegepersonal oder Ärzte, welche zu „Pflegeempfängerinnen" werden, erscheinen teilweise „anstrengend". Warum?

Diese Personengruppe möchte über Pflege- und Krankheitsverlauf informiert sein und an Entscheidungsprozessen beteiligt werden. Steht dieses Recht nicht auch Laien zu? Ich bin der Meinung: ja!

Die Klientin sollte vermehrt in Entscheidungsprozesse ihres Pflegeverlaufes integriert werden. Sie muss Gelegenheit bekommen, Stellung zu nehmen und mitzuentscheiden. Dazu gehören kontinuierliche Austauschgespräche zwischen Klientin und Pflegepersonal.

Bei der Pflegeübergabe mit der Klientin wird sie an *ihrem* Pflegeverlauf beteiligt. Es wird nicht über sie, sondern *mit* ihr gesprochen. Durch diese Gestaltungsform könnten erste Schritte in Richtung Autonomie eingeschlagen werden.

Die Pflegeübergabe mit der Klientin unterstützt die Autonomie und richtet ihr Augenmerk auf die individuelle Pflege.

Aspekte der Dokumentationskontrolle

Die Dokumentation ist gesetzlich verpflichtend und gehört zu den Sorgfaltspflichten des Pflegedienstes. Doch gerade an arbeitsintensiven Tagen kommt es vor, dass schon mal ein Eintrag vergessen wird. Dann stehen Fragen offen: Wurde bei

Frau K. der Verband gewechselt? Warum ist im Tätigkeitsnachweis die Standardnummer für Übernahme der Körperpflege weiterhin geführt und abgezeichnet, obwohl Herr H. seit gestern zur eigenständigen Körperpflege aktiviert wird? Warum ist bei Herrn U. die Beurteilung der Pflegeziele nicht vorgenommen worden?

Wahrscheinlich kennen Sie sicherlich mindestens ein Beispiel für solche Sachverhalte. Gerade in Stresssituationen ist es menschlich, dass einmal etwas vergessen wird. Den Richter interessiert dies jedoch wenig!

Da bei der herkömmlichen Gestaltung der Pflegeübergabe nur der berichtenden Pflegeperson die Klientinnenakte vorliegt, ist der übernehmenden Pflegeperson eine Einsicht und Kontrolle nicht möglich. Durch die fehlende gemeinsame Einsicht werden Fehlerquellen zu spät oder gar nicht entdeckt.

Die Gestaltung der Pflegeübergabe mit der Klientin kann Fehlerquellen in der Dokumentation durch gemeinsame Einsicht der Pflegekräfte aufdecken und damit verhindern.

■ Übergabe mit der Klientin

Häufigkeit der Pflegeübergabe

Zeitmangel ist ein Faktor, der nicht unterbewertet werden darf. Die Rahmenbedingungen dürfen auf keinen Fall außer Acht gelassen werden. Es wäre sicherlich unrealistisch *jede* Pflegeübergabe mit der Klientin zu gestalten.

Es empfiehlt sich, mindestens einmal täglich die Pflegeübergabe mit der Klientin zu praktizieren.

Am sinnvollsten erscheint dabei, die Pflegeübergabe des Früh-Spät Schichtwechsels zu wählen. Erfahrungsgemäß dauerte die Pflegeübergabe am Klientenbett ca. 30 Min. Der zeitliche Aspekt ist jedoch maßgeblich von den zu leistenden Informationen und der Kommunikationsdauer mit der Klientin abhängig.

Empfehlungen zur Gestaltung der Pflegeübergabe

Allgemeine Kurzübergabe an der Plantafel: Das *gesamte* Team ist anwesend.

- Allgemeine und wichtige Informationen, die alle Teammitglieder benötigen (sollte nicht länger als 5 Min. dauern)
  → Aufteilung der Pflegebereiche
  → Dokumentation der Bereichszuständigkeit an der Plantafel, damit für alle Beteiligten ersichtlich ist, welche Pflegekraft welchen Bereich betreut
- Zusammenfinden der ablösenden Bereichspflegekräfte im entsprechenden Bereich, mit dem Dokumentationssystem

Vorbesprechung vor dem Klientinnenzimmer: *nur Bereichspflegekräfte und zugeordnete KPH, Auszubildende, Pflegehilfskräfte*

- Bereichspflegekraft informiert anhand der pflegerischen und ärztlichen Dokumentation über die Klientin (Inhaltsstruktur, richtet sich danach ob die Klientin bekannt ist oder nicht), dabei wird die Dokumentation gemeinsam eingesehen und kontrolliert, z.B. sind alle Tätigkeiten ausgeführt und dokumentiert, aktuelle Veränderungen eingetragen, Pflegeplanung erstellt, Pflegezielkontrolle durchgeführt, ist der Pflegebericht vollständig?
- Ist eine Pflegeplanung erstellt, erläutert die Bereichspflegekraft die bestehenden Pflegeprobleme anhand der Pflegeplanung, benennt die geplante Pflegezielsetzung und die Pflegemaßnahmen, ggf. Pflegezieländerungen, Aktualisierungen etc.

Hier findet sich auch Raum für „heikle Dinge" die außerhalb des Klientinnenzimmers erläutert bzw. besprochen werden müssen. Im Vorgespräch muss individuell abgeklärt werden, welche Themen mit der Klientin besprochen werden können und welche Problematiken eher für die Nachbesprechung geeignet sind.

Pflegeübergabe mit der Klientin

Beachte

- Klientenakte mit ins Zimmer nehmen
- Anklopfen bevor in das Zimmer gegangen wird
- Personenanzahl im Zimmer (sollte max. 4 Pers. nicht überschreiten)
- Nach Möglichkeit nicht am Bettende stehen, sondern in einer für die Klientin zugewandten Perspektive (z.B. seitlich und Klientin in aufrechter Sitzposition – Kopfende hoch gestellt))
- Sie ist **aktives** Mitglied und wird je nach aktuellem Zustand fachgerecht einbezogen. Es wird nicht über, sondern mit ihr gesprochen!
- Die Klientin wird begrüßt und über den Schichtwechsel informiert (ablösende Pflegekraft stellt sich namentlich vor, falls noch unbekannt)
- Die Klientin erhält die Möglichkeit über aktuelle Wünsche, Bedürfnisse, Ängste, Fragen, Tagesgeschehen etc. zu berichten, der Pflegeverlauf wird erläutert und gemeinsam besprochen. Sollten Sie die Pflegeplanung mit der Klientin erstellen, könnte dies integriert werden.
- Laufende Infusionstherapie, Lagerungspläne etc. werden von den Pflegekräften gemeinsam überprüft.

Achtung Schweigepflicht! Mit der Klientin klären welche Informationen im Klientinnenzimmer besprochen werden dürfen, Einverständnis einholen (Dokumentation in der Pflegeanamnese oder dem Pflegebericht).

Nachbesprechung

- Fragen der ablösenden Pflegekraft zum Pflegeverlauf
- Gemeinsame Aktualisierungen bzw. Erstellung der Pflegeplanung, ggf. werden veränderte Problemformulierung und Pflegezielsetzung definiert und die Pflegemaßnahmen entsprechend verändert
- Austausch neuer/veränderter Lösungsmöglichkeiten bezüglich der Pflegemaßnahmen, neue Aspekte der Klientinnenbetreuung und Verbesserungsvorschläge werden besprochen, konkrete Veränderungen abgeleitet und dokumentiert

Ergebnisse der Pflegeübergabe fließen bei nächsten Schichtwechsel selbstverständlich ein.

Vor- und Nachteile der Pflegeübergabe am Klientenbett

Vorteile

- Gezielte Pflegeübergabe unter den Bereichspflegekräften, dadurch detaillierterer Informationsfluss und verbesserter Austausch
- Verbesserte Auseinandersetzung mit pflegerischen Problemen und Analyse von Pflegeverläufen (reduziert die Zufallsbestimmung)
- Verbesserte Dokumentation, durch gegenseitige Hilfestellung und Kontrolle: Kollegiale Hilfestellung bei z.B. beim Erstellen der Pflegeplanung und Pflegeberichtsdokumentation, erheben von Norton-, Waterloo-, bzw. Bradon-Skalen
- Austauschmöglichkeit für die Klientin mit der Berufsgruppe Pflege: gegenseitige Wertschätzung und Kooperation, hierarchische Rollenzuweisungen werden vermindert
- Gegenseitige Vorstellung bei „neu“ aufgenommenen Klientinnen, besseres kennen lernen
- Klientin ist über den Schichtwechsel informiert und kennt ihre neue Bereichspflegekraft
- Beidseitige Möglichkeit der Fragestellung
- Fachliche Wissenserweiterung durch gegenseitigen Austausch, z.B. ASE erklären/zeigen, Verbandwechsel gemeinsam durchführen
- Verbesserung des sprachlichen Ausdrucks, da nicht hinter verschlossener Tür gesprochen wird (Wortwahl und Ausdruck werden reflektierter verwendet)
- Weniger Fragestellungen von Klientinnen vor und im Dienstzimmer, da die Klientinnen wissen, dass die Pflegekräfte zu einem festgelegtem Zeitpunkt kommen
- Pflegekraft kann den „Arbeitsanfall“ in ihrem Bereich besser einschätzen
- Rundgänge, um die Klientinnen „zu sehen“, können abgeschafft werden
- Weniger Störungen durch fächerübergreifende Berufsgruppen: der Aspekt mit dem Dokumentationssystem von Zimmer zu Zimmer zu gehen, erscheint eher den Eindruck von „Arbeit“ zu erwecken, als bei der herkömmlichen Gestaltungsform.

Nachteile

- Durch das Austauschgespräch werden erhöhte Anforderungen an die Gesprächsführungskompetenz der Pflegekräfte gestellt
- Genaue/detaillierte Informationen sind nur von den zu betreuenden Klientinnen bekannt, evtl. eingesetzte Springerpflegekräfte müssen eine Kurzübergabe von dem „anderen Bereich“ erhalten
- Störung der Klientinnen in der Mittagsruhe (wurde selten als Störung geäußert; bei schlafenden Klientinnen praktizieren wir die Übergabe vor dem Zimmer, um die Mittagsruhe zu gewährleisten)
- Pflegekräfte sind für z.B. fächerübergreifende Berufsgruppen nicht mehr bei der Pflegeübergabe im Dienstzimmer ansprechbar (kann als Nachteil der betreffenden Berufsgruppen ausgelegt werden)
- „Gemütliche Runde“ fällt weg. Der Nebeneffekt bei einer Tasse Kaffee zu sitzen und so eine Art „Entspannung“ erfahren zu können ist nicht mehr gegeben.

☺ Über Vor- und Nachteile, sowie das „Für und Wider“ dieser Gestaltungsform kann im Vorfeld viel diskutiert werden. Die endgültige Beantwortung der Fragen nur durch eine Form beantwortet werden: Ausprobieren!
Dabei empfiehlt sich eine Probephase von mindestens 6 Wochen mit anschließendem Auswertungsgespräch und ggf. Gestaltungsveränderungen.

Sollten Sie Interesse bekommen haben, sich mit der Thematik näher auseinander zu setzen, empfehle ich das Buch „Übergabe mit dem Patienten“ von Christine Schlenker-Ferth (Stuttgart 1998).

Abgrenzung zur Pflegevisite

Da die Pflegevisite und die Pflegeübergabe mit der Klientin teilweise synonym beschrieben werden, möchte ich die wesentlichen Unterschiede aufzeigen.

☺ Die Pflegeübergabe am Klientinnenbett enthält nur Teilaspekte der Pflegevisite und dient nicht als Pflegeübergabeinstrument.

Das von Heering in der Schweiz modellhaft durchgeführte Projekt zeigt auf, welche Rahmenbedingungen vor Einführung der Pflegevisite geschult bzw. geschaffen wurden:

- Schulung der kommunikativen und sozialen Fähigkeiten
- Erstellung eines Pflegeleitbildes
- Dokumentation verbessern: Kardexführung, Pflegeberichte
- Gezielter Einsatz von Pflegeplanung **mit** der Klientin

Die Gestaltungsform von Heering ist nicht ohne weiteres übertragbar, da die deutschen Rahmenbedingungen nicht mit der Schweiz identisch sind.

Schauen wir uns die Rahmenbedingungen und Voraussetzungen an: In welcher Institution wird die Pflegeplanung in der Praxis verbindlich angewendet, und wer fühlt sich in der Lage Pflegeplanung **mit** der Klientin zu erstellen?

Es sollte nicht der Fehler gemacht werden Schritt C vor Schritt A zu gehen.

Systematisch aufeinander aufbauende Fortbildungen und Veränderungen können nach und nach zu den Voraussetzungen führen, welche für die Pflegevisite erforderlich erscheinen. Ohne die Schaffung geeigneter Rahmenbedingungen wäre die Bezeichnung *Pflegevisite* meines Erachtens eher eine verschönigende Worthülse ohne Inhalt.

☺ ... also versuchen wir doch erst einen Teilschritt zu gehen und gestalten die Pflegeübergabe mit der Klientin.

■ Pflegebericht: keine Romane schreiben!

Wir sind zwar gewohnt Pflegeberichte zu verfassen, aber wenn wir ehrlich sind, bereitet uns die korrekte Dokumentation doch immer wieder Schwierigkeiten.

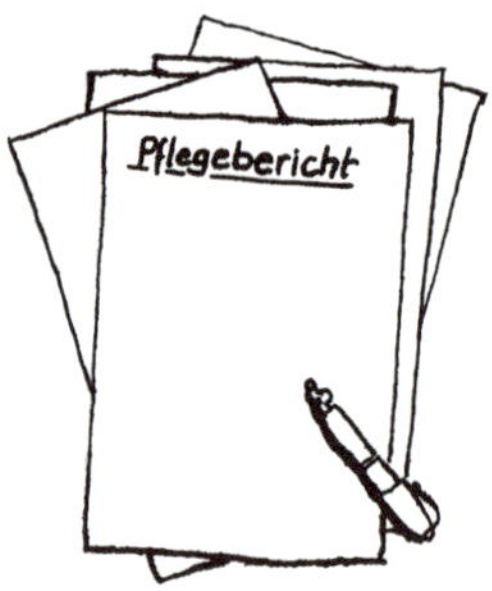

In der Praxis begegneten mir Fragen, wie „was soll ich schreiben? Wie drücke ich das Geschehene aus? Was muss ich im Pflegebericht dokumentieren und was nicht?“.
Resultat dieser unbeantworteten Fragen sind Pflegeberichte, die Romanen gleichen, Kurzfassungen ohne Aussage oder ein Tätigkeitsnachweis gespickt mit medizinischen Angaben. Aus diesem Grund erscheint es mir sinnvoll einige Aspekte zu dem Thema Pflegeberichte aufzuzeigen.

☺ Der Pflegebericht soll **EIKLAN** sein = **ei**nfach, **kl**ar und **an**schaulich.

Wie der Name schon ausdrückt, liegt die Betonung auf **PFLEGE**bericht.

☺ Der Pflegebericht beschreibt den Verlauf und die Wirkung der Pflege. Er gibt Auskunft über das Befinden der Patientin. Der Pflegebericht ist keine medizinische Datensammlung oder Ausdruck für persönliche (emotionale) Empfindungen!

Da der Pflegebericht ein Baustein der gesamten pflegerischen Dokumentation ist, muss er immer im Zusammenhang mit anderen Dokumentationsunterlagen gesehen werden.

Wie umfassend ein Pflegebericht gestaltet sein muss, richtet sich danach, welche zusätzlichen Formulare zur Dokumentation geführt werden. Da die Dokumentationssysteme der verschiedenen Einrichtungen variieren, möchte ich einen Grundsatz vorausschicken:

Dokumentieren Sie nie doppelt! Sind Angaben in einem anderen Formular des Dokumentationssystems fixiert, brauchen diese nicht erneut erwähnt werden!
Es gilt der Grundsatz: so viel wie nötig, so wenig wie möglich!

Ggf. müssen veraltete Dokumentationssysteme überarbeitet bzw. ersetzt werden.

Beispiele

1. Der Blutdruck von Herrn Schulze betrug 180/90 mmHg, er erhielt 10 mg Pidilat® s.l. Eine halbe Stunde nach Medikamentengabe sinkt der Blutdruck von Herrn Schulze auf 150/70 mmHg. Der Blutdruckwert und die Medikamentenanordnung werden im fortlaufendem Kurvenblatt vermerkt. Sie brauchen Blutdruckwerte und Maßnahmen nicht im Pflegebericht aufführen (keine Ansammlung medizinischer Daten!).

Im Pflegebericht wird das Befinden dokumentiert, z.B.:

Pflegebericht

12.3.2001			
F	7.30 Uhr	äußert, dass er sich erschöpft fühlt und klagt über Kopfschmerzen	Bu.
	8.00 Uhr	gibt an, dass er sich besser fühlt; möchte jedoch gern Hilfe bei der Körperpflege, da er Angst hat zu kollabieren.	Bu.

2. Frau Meier wird täglich nach Bobath gewaschen und bei der Nahrungsaufnahme unterstützt. Werden in ihrer Einrichtung pflegerische Tätigkeiten nachweisbar dokumentiert, brauchen diese nicht zusätzlich im Pflegebericht fixiert werden. z.B.:

Pflegemaßnahmen	12.2.01			13.2.01			14.2.01		
	F	S	N	F	S	N	F	S	N
tägl. 18.00 Uhr Bobath-Waschung im Bett zur Integration der hemiplegischen Körperhälfte (oder Angabe der Standardnummer)		Bu							

Sie müssen im Pflegebericht nicht nochmals erwähnen, dass Frau Meier basal stimulierend nach Bobath gewaschen wurde, sondern nur noch die Wirkung beschreiben.

Pflegebericht

12.2.2001			
S	19.00 Uhr	Wahrnehmung verbessert sich: äußerte nach Bobath-Waschung „Kribbeln" im hemiplegischen Arm.	Bu.

Um eine möglichst genaue Gesamtdokumentation der Pflege zu erhalten können die W-Fragen als Leitlinie fungieren:

- Wer (Unterschriftenkürzel: Bu)
- Was (Körperwaschung)
- Wie (nach Bobath)
- Wann/wie oft (tägl. 18.00 Uhr)
- Wo (im Bett)
- Wozu/warum (Integration der hemiplegischen Körperhälfte/Förderung der Wahrnehmung) wird in den vorherrschenden pflegerischen Tätigkeitsnachweisen selten beschrieben, dieses Pflegefachwissen wird vorausgesetzt.

Sind Pflegestandards vorhanden, sollte diese W-Frage (Zielsetzung) im Standard abgedeckt werden.

Findet bei einer Patientin die Pflegeplanung Anwendung, werden die W-Fragen in der Pflegeplanung beantwortet:

Datum	2.2.01 ***(wann)***
HZ	Bu. ***(wer)***
Ressource	akzeptiert Bettruhe
Pflegeproblem	nimmt hemiplegische Körperhälfte nicht wahr; kann sich nicht eigenständig waschen ***(warum)***
Pflegeziel	integriert betroffene Körperseite in ihr Handlungsmuster ***(wozu)***
Pflegemaßnahme	tägl. 18.00 Uhr Bobath-Waschung ***(was/wie oft/wie)*** im Bett ***(wo)***

Fragen sie sich bei *jeder* Dokumentation:

- Ist der Inhalt vollständig und sachlich objektiv (frei von persönlichen Empfindungen und Emotionen)?
- Habe ich mich klar und verständlich ausgedrückt (wird die Mitteilung auf Anhieb erfasst, entstehen keine Missverständnisse)?
- Ist die Dokumentation übersichtlich, zweckmäßig und leserfreundlich? „In der Kürze liegt die Würze".

In der Praxis habe ich häufiger die folgenden Eintragungen im Pflegebericht gefunden:

- *o.B.:* Fragen Sie sich selbst, würde eine Patientin „ohne Befund" im Krankenhaus verweilen?
- *Nichts Besonderes/unauffällig:* Was bedeutet das für Sie, was heißt denn „nichts Besonderes" oder „unauffällig"? Diese Information ist nicht aussagekräftig!

Betrachten wir Pflegeberichte, finden wir diese Eintragungen bei vereinzelten Patientinnen über eine ganze Seite hinweg, hier und da durchzogen von einer wirklichen Information bzw. Aussage zur Befindlichkeit der Patientin.

Pflegebericht

12.2.2002		
F	nichts Besonderes	Ka
S	o.B.	La
N	unauffällig	Me
13.1.2002		
F	ist von 9.00–17.00 Uhr beurlaubt, sonst nichts Besonderes	Ka
S	äußert, dass der Tag mit der Familie sehr schön war	La
N	o.B.	Me

Sprach ich Kolleginnen auf diese Tatsache an, kam oft die Aussage: *„Ja, aber ich weiß wirklich nicht, was ich bei der Patientin aufschreiben soll. Sie steht auf und versorgt sich selbständig".*

Dokumentieren Sie im Pflegebericht, dass die Patientin aufsteht und sich selbst versorgt. Wo es wirklich nichts zu berichten gibt, muss auch nichts „herbeigezaubert" werden. Der MDK würde bei einer Prüfung jedoch berechtigt die Fragestellung aufwerfen, warum die Patientin noch im z.B. Krankenhaus verweilt, statt in der häuslichen Umgebung mit ambulanter Betreuung. Für Verlegungen und Entlassungen der Patientin ist jedoch der ärztliche Dienst zuständig und nicht die Pflegekräfte. Eine tägliche Dokumentation ist der Rechtslage nach nicht vorgeschrieben, verlangt wird die regelmäßige Dokumentation, welche den Pflegeverlauf nachvollziehbar gestalten soll! Natürlich sollte der Pflegebericht nicht aus leeren Seiten bestehen.

Es ist große Vorsicht geboten, „Schreibfaulheit oder Vergesslichkeit" können sich einschleichen.

Aus diesem Grund wurde in vielen Einrichtungen die Vorgehensweise entwickelt, zu jeder Patientin täglich „etwas" zu dokumentieren. Handelt es sich jedoch um die

Tatsache, dass auf mehreren Seiten die Dokumentation „nichts Besonderes“ zu finden ist, hat dieses meines Erachtens wenig mit Pflegeprofessionalität zu tun. Meines Erachtens gibt es auch bei mobilen Patienten einiges zu berichten!

Beispiel

Patient ist selbständig und mobil, steht auf und bewegt sich frei im Klinikgelände (z.B. Chemotherapie).		
12.3.2002		
F	äußert, die Nacht besonders gut geschlafen zu haben	Ka.
N	freut sich auf die Familie, erscheint etwas aufgeregt	Me.
13.3.2002		
F	ist von 9.00–17.00 Uhr beurlaubt	Ka.
S	äußert, dass der Tag mit der Familie sehr schön war und er am liebsten zu Hause geblieben wäre	Dö.
14.03.2002		
F	wirkt nach der Sonographie erschöpft	Ka.
S	sagt, der Mittagsschlaf habe ihn gekräftigt	Dö.
15.3.2002		
N	2.00 Uhr: äußert nicht schlafen zu können, möchte einen Kamillentee. Äußert Zukunftsängste, geht auf Gesprächsangebot jedoch nicht ein	Me.
16.3.2002		
F	wirkt müde, äußert, sich auf den Besuch seiner Ehefrau zu freuen	Ka.
S	erscheint gelöst und scherzt, macht jedoch keine weiteren Angaben (Gespräch mit Ehefrau?)	Dö.
18.3.2002		
N	möchte gern wieder beurlaubt werden	Me.

Ihnen wird auffallen, dass nicht in jeder Dienstschicht bzw. nicht täglich eine Dokumentation stattgefunden hat. Es ist davon auszugehen, dass es in den „fehlenden Dienstschichten bzw. Tagen“ nichts zu dokumentieren gab. Trotzdem ist der Pflegeverlauf und die Pflegewirkung in Kombination mit den weiteren Dokumenten wie z.B. Tätigkeitsnachweis nachvollziehbar und gibt konkrete Auskünfte über das Befinden des Patienten.

Sind wir ehrlich, so müssen wir gestehen, dass wir bei sehr mobilen und sich selbstversorgenden Patientinnen nicht wissen, was wir schreiben sollen, da wir zu ihnen aufgrund der Arbeitssituation und zeitlichen Aspekten „weniger" Kontakt haben.
Diese Lücke kann durch die Pflegeübergabe mit der Klientin geschlossen werden (Seite 94), da sich der Kontakt und Gesprächsaustausch intensiviert.

Keine Tätigkeitsnachweise, Standards oder Pflegeplanung vorhanden?

Sollten in der Institution Pflegestandards, Nachweise über die pflegerische Maßnahmen, sowie Pflegeplanung nicht vorliegen, muss der Pflegebericht detaillierter verfasst sein. Angaben, die sonst durch die genannten Dokumente abgedeckt werden, müssen einbezogen werden.

In diesem Fall muss nicht nur dargestellt werden, welche Wirkungen die Pflegemaßnahmen zeigen, wie die Patientin darauf reagiert und die Befindlichkeit beschrieben werden, sondern der Pflegeverlauf muss nachvollziehbar dargestellt sein (W-Fragen), d.h. genaue Auskünfte über die Pflegeleistungen geben. Der Pflegebericht wird länger!

Angesichts der Nachweispflicht werden jedoch in den meisten Institutionen Nachweise über pflegerische Tätigkeiten dokumentiert. Weiterhin wird deutlich, dass die Tendenz zur Erstellung von Standards zunimmt. Daher nehme ich an, dass die dargestellte Situation eher selten ist.

Eine sinnvolle Kombination der genannten Dokumentationseinheiten bedeutet eine echte Entlastung der Schreibarbeit!

Rechtliche Aspekte zur Pflegedokumentation

Die Dokumentation der Pflege ist nicht als zusätzliche Leistung zu sehen, sondern unterliegt der gesetzlichen Regelung (mit Gesundheitsstrukturgesetz vom 09.12.1992, ist in der Folgezeit ab 01.01.1993 als formelles Gesetz in Kraft getreten).

Die Notwendigkeit der Pflegedokumentation ist gesetzlich gefordert.

Kommt es zu einer Klage oder zu einem Zwischenfall, soll der Richter mit Hilfe eines Gutachters den Hergang beurteilen. Dazu muss er den Tatbestand im Wesentlichen nachvollziehen können. Dies ist ohne korrekte Dokumentation kaum vorstellbar. Worte zählen nicht in gleichem Maße wie schriftliche Dokumente. Sie können eine Patientin zur Dekubitusprophylaxe zweistündlich gelagert haben, ist dieses nicht dokumentiert, wird es schwer zu beweisen sein, dass die Maßnahme auch tatsächlich durchgeführt wurde.

Die fehlende oder nicht regelmäßige Dokumentation führt zur Vermutung, dass die nicht aufgeführten Maßnahmen auch nicht durchgeführt wurden!

In dieser Situation muss nicht die Patientin beweisen, dass etwas unterlassen wurde, sondern die Institution muss nachweisen, dass entsprechende Maßnahmen durchgeführt wurden (Beweislastumkehr).

Beispiel

Seit einem Jahr ist Herr Kramer infolge eines apoplektischen Insults bettlägerig. Die häusliche Versorgung haben seine Frau und Tochter übernommen. Er wird mit Herzrhythmusstörungen auf „Ihrer" Station aufgenommen. Sie werden am Montag (nach Ihrem freien Wochenende) mit der Pflege von Herrn Kramer beauftragt.

Bei der Körperpflege stellen Sie einen zweipfenniggroßen Dekubitus 1. Grades an der Ferse fest. Anhand der Pflegedokumentation wollen Sie feststellen, ob Herr Kramer den Dekubitus schon zu Hause entwickelt hat oder ob dieser auf der Station entstanden ist.

Sie nehmen dazu die Patientenakte zur Hand. Auf dem Stammblatt fehlt die Erhebung der Nortonskala (Formblatt zur Erfassung des Dekubitusrisikos; vorliegende Dekubitus werden dokumentiert), in der Pflegeanamnese wurden keine Angaben bezüglich eines Fersendekubitus gemacht, weiterhin fehlt die Unterschrift der Pflegeperson, die die Formulare ausgefüllt hat.

So tritt der Fersendekubitus das erste Mal in Ihrem Pflegebericht auf. Sollte es zu einer Klage kommen, würde Aussage gegen Aussage stehen: Würden Frau und Tochter aussagen, dass der Dekubitus vor der Krankenhauseinweisung nicht vorhanden war, müsste der Richter aufgrund der fehlenden Angaben davon ausgehen, dass der Fersendekubitus auf der Station entstanden ist. Von der Institution gilt es nun zu beweisen, dass entsprechende Maßnahmen durchgeführt wurden. Fehlt jetzt z.B. ein Lagerungsplan, wird die Sachlage schwierig!

Die Pflegedokumentation gehört in unseren beruflichen Verantwortungsbereich (Sorgfaltspflicht)!

Weiterhin ist bei der Dokumentation zu beachten:

- Jede Art von Dokumentation muss grundsätzlich mit Kugelschreiber oder Faserschreiber erfolgen; kein Bleistift, keine Tinte.
- Die Verwendung von Tipp-Ex® ist untersagt.
- Verbesserungen müssen leserlich bleiben, d.h. mit einem Querstrich durchgestrichen werden.

Übung zur Pflegeberichtsdokumentation

Für Frau Müller wurde eine Pflegeplanung erstellt. Es werden täglich Nachweise über pflegerische Leistungen dokumentiert, Pflegestandards stehen zur Verfügung.

Die folgenden Grundlageninformationen sollen ihnen helfen, ihre Vorstellungskraft anzuregen: Frau Müller lebt seit 2 Jahren im Seniorenheim. Sie äußert sich sprachlich kaum, ist kachektisch und ängstlich. Im Seniorenheim soll sie seit einer Woche nicht mehr richtig gegessen haben.

Erinnern Sie sich an die beschriebenen Grundlagen, bezüglich des Verfassens von Pflegeberichten. Prüfen Sie die folgenden Eintragungen im Pflegebericht. Was erscheint Ihnen unstimmig?

Pflegebericht

14.1.2002	
F	Körperpflege und alle Prophylaxen durchgeführt. Für morgen CT angeordnet. PEG neu verbunden. Einstichstelle trocken und unauffällig.
S	hat ziemlich viel abgeführt, hat auf ärztliche Anordnung Imodium® erhalten.
N	nichts Besonderes
15.1.2002	
F	schüttelt den Kopf bei Nässeschutzwechsel; wirkt als wäre ihr die Situation peinlich
S	„stemmt" sich bei Lagerungswechsel gegen die Schutzgitter, sieht sehr ängstlich aus. Beruhigt sich durch Streicheln an Schulter und Arm, sowie ruhiges Zureden. Die zusammengerollte Bettdecke zum Lagerungswechsel umklammert sie.
N	hat gut geschlafen

Notizen:

Unstimmigkeiten im dargestellten Pflegebericht

1. **Körperpflege**, sagt nicht aus, wie die Maßnahme durchgeführt wurde (im Bett? am Waschbecken? therapeutische Waschung?). Die Angaben werden genau in der Pflegeplanung/ im Tätigkeitsnachweis/Standard beschrieben und müssen nicht noch einmal im Pflegebericht erwähnt werden. Über die Wirkung etc. werden keine Angaben gemacht.
2. **Prophylaxen**, welche? Durchführung nur am 14.01.02 im Frühdienst? Die Dokumentation, welche Prophylaxen, wann, wie, wie oft und von wem durchgeführt wurde, muss nachvollziehbar dokumentiert sein. Diese Dokumentation erfolgt im täglichen Tätigkeitsnachweis und wird durch die Pflegestandards inhaltlich erläutert.
   Eine Beurteilung (Wirkung der Pflegemaßnahmen) bezüglich der prophylaktischen Maßnahmen (welcher auch immer ...) fehlt, z.B. bei Dekubitusprophylaxe: Ist die Haut intakt, weist sie Rötungen auf?
3. **CT**, Anordnung wird in der täglichen Kurve vermerkt.
   Sind entsprechende Vorbereitungen getroffen?
4. **PEG,** die Dokumentation welche Tätigkeiten, wann, wie, wie oft und von wem durchgeführt wurden, muss nachvollziehbar dokumentiert sein. Diese Dokumentation erfolgt im täglichen Tätigkeitsnachweis und wird durch die Pflegestandards inhaltlich erläutert. Richtig vermerkt wurde die Beurteilung der Einstichstelle.

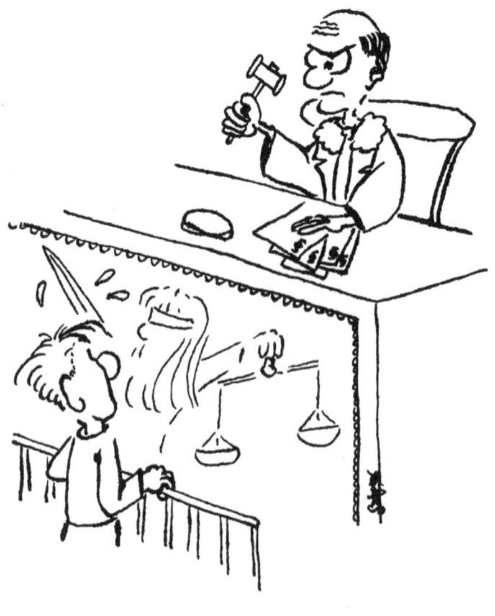

5. **Abführen,** was bedeutet „ziemlich viel"? Nicht aussagekräftig. Besser wäre eine Mengenangabe und Beurteilung über Farbe, Beschaffenheit etc. Imodium®, ist als ärztliche Anordnung in der täglichen Kurve inkl. Mengenangabe vermerkt.
6. **Nichts Besonderes**, hat keine Aussagekraft.
7. Im Früh- und Spätdienst des 15.01.2002 befinden sich erstmalig Eintragungen bezüglich der Befindlichkeit bzw. Reaktionen auf Pflegemaßnahmen der Patientin!
8. **Hat gut geschlafen**, meint dies die Pflegekraft aus Beobachtungen schließen zu können oder wurde von der Patientin die Aussage gemacht? Die Objektivität ist fraglich. Besser: äußert, gut geschlafen zu haben oder habe den Eindruck, dass ...

Im Allgemeinen ist der dargestellte Pflegebericht kaum aussagekräftig. Da eine Pflegeplanung in Kombination mit pflegerischen Tätigkeitsnachweis und Pflegestandards vorliegen, wurden Angaben (wie Verbandwechsel PEG, Körperpflege) doppelt aufgeführt.

Andere Angaben fehlen wiederum, wie z.B. genauere Informationen bezüglich des Abführens der Patientin (Menge, Beschaffenheit, Farbe etc.). Medizinische Angaben, wie Imodium® sind überflüssig, da diese in der Kurve dokumentiert wurden. Wichtiger wäre eine Aussage darüber, wie die Wirkung des Imodium® war. Diese Angabe fehlt jedoch! Es ist nicht ersichtlich, ob der Durchfall gestoppt werden konnte. Aussagen zur Befindlichkeit der Patientin, über Reaktionen auf Pflegemaßnahmen und Wirkung der Pflegemaßnahmen werden kaum getroffen (außer am 15.01.2001 im Früh- und Spätdienst). Dieser Pflegebericht würde juristisch eher belastend als entlastend wirken. Er lässt viele Fragen offen bzw. wirft erst Fragen auf.

Pflegeentlassungsbericht

Bezüglich des Krankheits- und Gesundheitsprozesses kann es für die Patientin zu einem Wechsel in eine andere Institution kommen (z.B. Rehabilitationsklinik, Spezialkliniken, Seniorenheim, ambulante Pflege, häusliche Pflege).

Es ist üblich, dass bei Verlegungen bzw. Entlassungen ein Arztbericht für den weiterbehandelnden Arzt geschrieben wird.

Im Gegensatz dazu stehen Pflegepersonen anderer Einrichtungen bei Verlegung bzw. Entlassung z.B. in die ambulante Pflege vor den gleichen Fragen, die wir uns bei der Aufnahme der Patientin gestellt haben, und bekommen selten einen Ein-

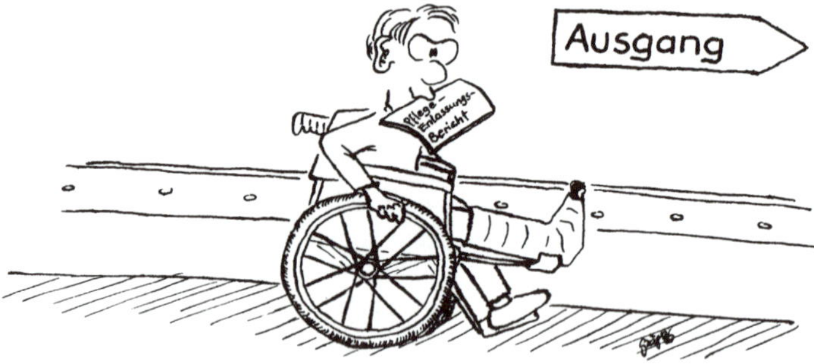

blick in die vorausgegangene Pflegetherapie. Erleichtern wir uns unsere Arbeit gegenseitig! Diese Funktion erfüllt der Pflegeentlassungsbericht bzw. Pflegeüberleitungsbericht.

Der Bericht soll die Ressourcen und Pflegeprobleme, sowie den aktuellen Zustand der Patientin in Kurzform beschreiben.

Eine Orientierung bietet das Stammblatt, die erhobene Pflegeanamnese/Biographie sowie die Pflegedokumentation inkl. Pflegeplanung. Der Pflegeentlassungsbericht kann frei formuliert werden, aber auch auf Grundlage eines Formblattes basieren. Ein entsprechendes Formblatt vermindert den Schreibaufwand.

Der Bericht sollte folgende Aspekte beinhalten:

- Angaben zur erhobenen Pflegeanamnese/Biographie
- Kurzbeschreibung des Ist-Zustandes (Verlegungstag)
- Angaben über Patientengewohnheiten und Vorlieben/Abneigungen
- Ressourcen und Hilfsmittel der Patientin
- Angaben zu Pflegeproblemen bzw. Einschränkungen der verschiedenen Lebensbereiche inkl. Angaben, ob die Patientin die Defizite selbst bewältigt oder ob Unterstützung notwendig ist (z.B. Bewegen: mobil/immobil? Rechts- oder Linkshänderin, Körperpflege: bestimmte Waschung; selbständig oder Unterstützung? Ausscheidung: kontinent, inkontinent, DK/Ch.? Kommunikation: Aphasie, schwerhörig, kurzsichtig? usw.)
- Besonderheiten: z.B. Strümpfe müssen immer vor dem Unterhemd angezogen werden, andernfalls reagiert die Patientin ungehalten.

Durch den Pflegeentlassungsbericht erleichtert sich die fächerübergreifende Informationssammlung zur qualitativen Pflegetherapie der Patientin.

Sinnvoll wäre ein Formblatt, welches institutionsübergreifend fungieren kann. Ein solches Formular setzt jedoch die gemeinsame Erarbeitung der betreffenden Institutionen voraus (z.B. Krankenhaus mit ambulantem Pflegedienst und Seniorenheim).

Notizen:

3 Lösungsansätze bei Integrationsschwierigkeiten der Pflegeplanung

Schulalltag

Obwohl die Pflegeplanung seit 1985 in der Ausbildungsstruktur integriert ist, stellt sich die Frage, warum gerade „frisch examinierte Pflegekräfte“ die Pflegeplanung in der Praxis nicht anwenden.

Schülerinnen vertreten oftmals die Meinung, dass die Pflegeplanung nur für die Schule erstellt wird. So werden Pflegeplanungen ausschließlich zu Lehr- und Prüfungszwecken, wie z.B. zum klinischen Unterricht und zur praktischen Prüfung erstellt.

Nach Abschluss der Ausbildung sind die Schülerinnen erleichtert: *„Nie wieder Pflegeplanung!“*

Dieses Meinungsbild wird meiner Ansicht nach durch die fehlende Anwendung der Pflegeplanung und die fehlende Unterstützung beim Erstellen von Pflegeplanungen seitens der Pflegepraxis verstärkt. Würden Schülerinnen die tägliche Anwendung während ihrer praktischen Ausbildung erleben, würde sich dieses Meinungsbild sicherlich wandeln. Das Schreiben von Pflegeberichten ist für Schülerinnen beispielsweise selbstverständlich.

Ein weiterer Aspekt liegt m.E. in der Art und Weise wie die Thematik „Pflegeplanung“ seitens der Lehrkräfte innerhalb der Ausbildung vermittelt wird.

Wie sollen Schülerinnen Pflegeplanung als selbstverständlich begreifen, wenn die Thematik innerhalb der Ausbildung als eine abgeschlossene Unterrichtseinheit im letzten Ausbildungsjahr theoretisch vermittelt und praktisch geübt wird? Diese Vorgehensweise bestärkt eher die Ansicht, die Pflegeplanung als etwas „exotisches“ zu betrachten.

Ich vertrete die Ansicht, dass die Pflegeplanung von Beginn bis Ende der Ausbildung vermittelt werden sollte. Die Thematik Pflegeplanung wird somit zu einer begleitenden Lehrstruktur, welche je nach Ausbildungsstand vermittelt und geübt wird. Der Übungszeitraum verlängert sich erheblich und der Anspruch an die Pflegeplanung kann stufenweise gesteigert werden.

So kann beispielsweise schon bei den ersten klinischen Unterrichten die Fragestellung an die Schülerinnen lauten: „Warum haben Sie den Patienten bei der Körperpflege unterstützt und nicht gewaschen?“ Die mögliche Antwort: „Der Patient kann sich das Gesicht und den Oberkörper selbst waschen, ich helfe nur bei den Bereichen die er nicht erreichen kann.“

Die Lehrkraft kann anhand dieser Aussage die Ressourcen und Pflegeprobleme definieren und auf dem Pflegeplanungsformular dokumentieren. Bei wiederholten Übungen wird die Schülerin in der Lage sein Teilbereiche zu formulieren und zu dokumentieren. Ich habe im ersten Ausbildungshalbjahr diese Vorgehensweise ausprobiert und war positiv überrascht. Die Schülerinnen konnten am Ende des ersten Semesters nicht nachvollziehen, warum die Schülerinnen im Examenskurs so viel Angst vor der Pflegeplanung hatten.

Weiterhin sollten Lehrkräfte diskutieren, inwieweit die didaktischen Pflegeplanung sinnvoll erscheint. Ich empfinde die didaktische Pflegeplanung als ein Lehrinstrument, um den Schülerinnen Pflege begreifbar zu machen. Allerdings ist zu überlegen, in welcher Form diese gestaltet wird.

Einen interessanten Ansatz bieten auch Reinhard Lay und Bernd Menzel in ihrem Artikel „Pflegeplanung-Pannenhilfe für eine pflegerische Verfahrensweise“ (Zeitschrift Pflege-Pädagogik 2/99).

Es muss diskutiert werden, ob es nicht sinnvoller und effektiver ist von der didaktischen zur praxisorientierten Pflegeplanung überzuleiten. Pflegeplanung würde m.E. für die Schülerinnen und Pflegepraktiker transparenter und praktikabler erscheinen. Welchen Sinn macht es, an einem System festzuhalten, welches seit 17 Jahren keine Anwendung findet? Wäre es nicht auch von schulischer Seite an der Zeit „alte Zöpfe“ abzuschneiden?

Im Krankenpflegegesetz wird die geplante Pflege gefordert, die Definition ist relativ offen. Damit haben Ausbildungsstätten einen gestalterischen Freiraum. Ich finde es ist an der Zeit die bisherigen Vorgehensweisen zu überdenken und neue Wege zu wagen!

Pflegealltag

Die Integration der Pflegeplanung im Pflegealltag stößt immer wieder auf Schwierigkeiten. Auch bei großen Bemühungen von Seiten des Pflegepersonals tauchen in der Pflegepraxis immer wieder Probleme bei der verbindlichen Integration der Pflegeplanung auf. Dies kann durch fehlende Übung des Pflegepersonals, fehlende praktische Hilfestellungen, sowie den Mangel von anwendbaren Formularen zur Dokumentationshilfe- und Dokumentationserleichterung begründet sein.

Ein weiterer Aspekt ist meiner Ansicht nach die anhaltende belastende Arbeitssituation der Pflege. Die Kluft zwischen qualitativen und gesetzlichen Ansprüchen und realistisch leistbaren Pflegeinterventionen vergrößert sich zunehmend. Betrachten wir die politische Entwicklung des Gesundheitssektors und deren Auswirkungen auf die direkte Pflege, erscheint die Entwicklung neuer anwendungsfreundlicher Instrumente unumgänglich.

Es muss diskutiert und verbindlich festgelegt werden, wie die praktische Pflegeplanung innerhalb der Institution gestaltet werden soll: *Wie definieren wir geplante Pflege in unserem Haus? Welchen Sinn und Zweck soll Pflegeplanung erfüllen? Welche Bedeutung kommt der Pflegeplanung zu? Welche Problemarten sollen mittels Pflegeplanung abgedeckt werden, welche sind durch andere Erfassungssysteme abzudecken?*

Das Ergebnis dieser Fragestellung kann je nach Leistungsschwerpunkt einer Institution sehr unterschiedlich ausfallen. So wird die Pflegeplanung in einer Rehabilitationseinrichtung andere Schwerpunkte aufweisen als in einem Krankenhaus.

Weitere Diskussionsgrundlagen können sein:
- Welche Schwerpunkte/Prioritäten soll die Pflegeplanung beinhalten? Welche individuellen Probleme sollen mittels Pflegeplanung erfasst werden?
- Wird geplante Pflege durch weitere Instrumente nachweisbar gestaltet, z.B. Pflegeanamnese, Biographie, Pflege Ist-Erhebung/Pflegebedarf, Tätigkeitsnachweis, Pflegebericht, Prozessstandards?
- Welche Formulare sind anwendungsfreundlich?
- Welche Elemente des Dokumentationssystems können zusammenfließen, um den Dokumentationsaufwand zu minimieren und eine gute Übersicht zu gewährleisten?

In diesem Zusammenhang möchte ich Ihnen Lösungsansätze und Anregungen zur Dokumentation vorstellen:

Pflegeplanungsleitfäden, die sich an der jeweiligen Diagnose orientieren, teilweise auch standardisierte Pflegeplanung genannt (z.B. Hemiparese), Pflegeleitfäden die sich am Selbstpflegedefizit (jeweilige Ursache ist einzufügen) des jeweiligen Betroffenen orientieren und Vorschläge, die eine übergreifende Dokumentation erleichtern und eine Doppeltdokumentation der Maßnahmen ausschließt.

Die Leitfäden können als Formulierungshilfe fungieren oder auch direkte Anwendung für die jeweilige Patientin finden. Hierzu finden Sie am Ende dieses Kapitels das Beispiel „Zustand nach apoplektischen Insult mit Hemiparese". Durch eingebrachte praktische Erfahrungswerte hat sich jedoch die Verwendung als Formulierungshilfe in unserem Haus herauskristallisiert.

Da eine Auswahl an Pflegeproblemen mit dem jeweiligen Pflegeziel vorliegt, brauchen nur noch die Pflegemaßnahmen unter Berücksichtigung der vorliegenden

Ressourcen handschriftlich erfasst werden. Die hausinternen Prozessstandards können in der Maßnahmenspalte fest eingefügt werden. Stehen Tätigkeitsnachweise zur Verfügung, kann die Maßnahmenspalte auch ausgespart werden. Die Maßnahmen finden sich dann im Tätigkeitsnachweis wieder. Diese Vorgehensweise schließt eine doppelte Dokumentation aus.

Bei der Verwendung als Vordruck können die festgestellten Pflegeprobleme und geplanten Pflegeziele mit Textmarker markiert werden, als Formulierungshilfe findet ein Übertrag in das hausübliche Pflegeplanungsformular statt. Die folgenden Leitfäden stellen eine Orientierungshilfe dar. Je nach Fachbereich empfiehlt sich die Entwicklung eigener Leitfäden oder standardisierter Pflegeplanungen, welche die entsprechende Pflegeschwerpunkte der jeweiligen Institution berücksichtigen.

Pflegeplanung darf nicht separat betrachtet werden, sondern ist ein Teil der geplanten Pflege, die im Dokumentationssystem fest integriert werden muss.

Da die pflegerischen Zielsetzungen je nach Institution unterschiedlich sind, kann der Umfang und die Art und Weise wie die Pflegeplanung dokumentiert wird sehr differieren.

So ist es m.E. nach besonders im Bereich der Altenpflege oder in rehabilitativen Einrichtungen sehr wichtig, die Erhaltungsziele zu integrieren, um die Selbstständigkeit so weit wie möglich zu erhalten. Die betroffenen Menschen sind meist über einen längeren Zeitraum in der Institution bzw. verbringen dort ihren Lebensabend. Eine Hilfestellung bzw. Erleichterung könnten in diesen Bereichen die oben genannten Leitfäden und standardisierte Pflegeplanungen (z.B. S. 115 ff.) bieten.

Anders stellt sich die Situation in einem Krankenhaus dar. Die Verweildauer der betreffenden Menschen ist viel kürzer und die Schwerpunkte sind je nach Fachgebiet verschieden. Eine Überlegung zur Praktikabilität und Dokumentation der Pflegeplanung stellt die Diskussion über die Dokumentationsnotwendigkeit der Erhaltungsziele dar. Gerade im Bereich der internen Pflege ist ein Großteil der Patientinnen altersbedingt nicht mehr in der Lage, sich in bestimmten Lebensbereichen eigenständig zu versorgen. Diese Tatsache bestand schon **vor** der Aufnahme im Krankenhaus. Durch die Aufnahme der Erhaltungsziele mittels Pflegeplanung ergeben sich teilweise sehr lange, schreibaufwendige Pflegeplanungen, z.B. „Patientin kann sich eigenständig Gesicht und Oberkörper waschen (Ressource). Die restliche Körperpflege kann die Patientin nicht ausführen (Problem). Zu Hause wurde sie von der Tochter unterstützt." Das Pflegeziel wäre, diese Ressource bis auf weiteres zu erhalten. So könnten jetzt alle weiter Lebensbereiche aufgeführt werden, die Patientin wird aufgrund ihres Alters Hilfestellung benötigen. Es stellt sich die Frage, mit welcher Zielsetzung sollte diese Problematik in der Pflegeplanung erhoben werden? Sollte eine rehabilitative (aktivierende) Zielsetzung nicht realistisch sein, ist es m.E. „arbeitserleichternder", die Ressourcen aufzuführen und die zugeordneten Pflegemaßnahmen im Tätigkeitsnachweis zu belegen.

Ähnliches gilt für den operativen Bereich, z.B. „Hilfestellung bei der Körperpflege wird operationsbedingt notwendig. Die Patientin konnte sich jedoch vor der Operation selbst waschen und wird in diesem Bereich bei Nachlassen der Schmerzen im Wundgebiet innerhalb von ca. zwei Tagen wieder eigenständig sein." Mit welcher Zielsetzung wird diese Problematik aufgenommen?

Für den Krankenhausbereich sollte überlegt werden, ob nicht ausschließlich Rehabilitations- und Bewältigungsziele mittels Pflegeplanung erfasst werden und Erhaltungsziele durch z.B. Pflegebedarfserhebung (Ist-Erhebung) und Tätigkeitsnachweis abzudecken sind (siehe Dokumentationsvorschlag). Diese Vorgehensweise kann die Pflegeplanung auf ein zweckmäßiges Vorgehen reduzieren.

Rehabilitative Zielsetzung bzw. Bewältigungsziele mittels Pflegeplanung sind beispielsweise:
Patientin mit Anus praeter
Pflegeproblem: äußert Unsicherheit im Umgang mit AP: hat Angst, dass der Beutel sich löst
Pflegeziel: Fühlt sich im Umgang mit AP sicher; kennt Sicherheitsmechanismen der AP-Anlage

Patientin mit Mamaamputation rechts
Pflegeproblem: akzeptiert ihr verändertes Körperbild nicht
Pflegeziel: gewöhnt sich/akzeptiert Spiegelbild bei der Körperpflege

Patientin mit Hemiparese rechts
Pflegeproblem: vergisst betroffene Mundhälfte bei der Zahn- und Mundhygiene
Pflegeziel: integriert die betroffene Mundhälfte bei der Zahn- und Mundhygiene.

Mit dieser Vorgehensweise wird Pflegeplanung keinesfalls minderwertig, sondern zu einem Teil der gesamten geplanten Pflege.

Sollten Sie in ihrem Arbeitsbereich über Computer verfügen, könnten entsprechende Programme installiert und nach hausinternen Wünschen modifiziert werden. Im Sinne einer effektiven und leistbaren Form zur Pflegeplanungsgestaltung sind diese Ansätze m.E. eine Diskussion im Pflegemanagement und der Pflegepraxis wert.

Standardisierte Pflegeplanung bzw. Formulierungshilfe

(Mit freundlicher Genehmigung des Städtischen Krankenhaus Kiel)

Hauptproblem: nimmt betroffene Seite nicht wahr
Pflegeziel: integriert betroffene Seite, nimmt betroffene Seite wahr

Leitfaden zur Pflegeplanung bei hemiplegischen Menschen			Städtisches Krankenhaus Kiel	
Name:	Vorname:	geb.:	Station:	Blatt-Nr.:

Datum	Hz.	Nr.	Ressourcen/Pflegeprobleme	Pflegeziele	F	S	N	Pflegemaßnahmen	Pflegezielkontrolle am:	Datum/Hz.
			Essen/Trinken							
			R.:							
			kann Nahrung/Getränke nicht selbständig einnehmen *Ursache:*	a) orale Nahrungs-/Getränkezufuhr ist gewährleistet b) nimmt angerichtete Mahlzeit/ Getränk mit/ohne Hilfe zu sich						
			Isst Nahrungsmittel auf dem Teller nur zur Hälfte, streicht Brot nur halb (bedingt durch Gesichtsfeldeinschränkung)	a) kennt Ursachen der Gesichtsfeldeinschränkung b) nimmt gesamte Nahrung vom Teller auf						
			vergisst betroffene Mundhälfte	integriert betroffene Mundhälfte						

Datum	Hz.	Nr.	Ressourcen/Pflegeprobleme	Pflegeziele	F	S	N	Pflegemaßnahmen	Pflegezielkontrolle am:	Datum/Hz.
			Essen/Trinken							
			verschluckt sich bei Nahrungs- und/ oder Getränkeaufnahme (Aspirationsgefahr)	a) ist motiviert, Schlucktraining durchzuführen b) hält den Mund geschlossen c) zerkleinert und durchmischt Nahrung d) kann kleine Portionen Nahrung und/ oder Getränke aufnehmen, ohne sich zu verschlucken				Hinweis: Schlucktraining nur bei erhaltenem Husten-/Schluckreflex. Nicht mit Flüssigkeiten beginnen!		
			R:							
			kann sich Nahrung nicht selbständig zubereiten. .... *(für detaillierte Problemformulierung)*	a) bestreicht sich Brot/Brötchen mit rechter/linker Hand selbständig b) zerkleinert Nahrungsmittel(z.B. Fleisch) mit rechter/linker Hand selbständig						

Datum	Hz.	Nr.	Ressourcen/Pflegeprobleme	Pflegeziele	F	S	N	Pflegemaßnahmen	Pflegezielkontrolle am:	Datum/Hz.
			Waschen/Kleiden							
			R.:							
			kann sich nicht alleine waschen	a) akzeptiert Bobath- Waschung b) sauberer gepflegter Körper c) spürt die betroffene Körperhälfte d) wäscht sich Brust und Bauch selbständig e) wäscht sich Oberschenkel und Bauch selbständig f) wäscht sich Gesicht und Oberkörper selbst g) führt Körperpflege eigenständig durch f) intakte Haut						
			R.:							
			kann sich teilweise alleine waschen, vergisst jedoch die betroffene Körperseite	a) lenkt die Aufmerksamkeit auf die betroffene Körperhälfte b) integriert betroffene Seite beim Waschen c) sauberer gepflegter Körper				Hinweis: Waschtraining nach Bobath empfehlenswert		

Datum	Hz.	Nr.	Ressourcen/Pflegeprobleme	Pflegeziele	F	S	N	Pflegemaßnahmen	Pflegezielkontrolle am:	Datum/Hz.
			R.:							
			kann Mund- und Zahnhygiene nicht selbständig durchführen	a) intakte Mundschleimhaut und saubere Zähne b) schließt und öffnet den Mund, bewegt die Zunge c) führt Zahn- u. Mundhygiene selbständig durch						
			vergisst betroffene Mundhälfte	a) spült sich den Mund aus b) intakte Mundschleimhaut und saubere Zähne c) integriert betroffene Mundhälfte bei Zahn- u. Mundhygiene						
			R.:							
			kann sich nicht alleine anziehen	a) ist motiviert, Anziehtraining durchzuführen b) zieht selbständig ... an. *(entsprechendes einfügen)*						
			Kommunikation							
			R.:							
			kann sich verbal nicht äußern	a) kennt Ursache der Sprachstörung b) kommuniziert nonverbal						

Datum	Hz.	Nr.	Ressourcen/Pflegeprobleme	Pflegeziele	F	S	N	Pflegemaßnahmen	Pflegezielkontrolle am:	Datum/Hz.
			kann sich sprachlich schwer verständlich machen	c) antwortet mit ja oder nein d) kann sich mit einfachen Worten verständlich machen e) äußert sich klar und deutlich				Hinweis: keine komplizierte Fragen stellen, Zeit zur Beantwortung geben, einfache und eindeutige Fragen stellen, keine Oder-Fragen.		
			Ausscheiden							
			R.:							
			kann Urin–/Stuhlabgang nicht kontrollieren *(zutreffendes umkreisen)*	a) kennt Ursache der Inkontinenz b) meldet sich bei Harn-/Stuhldrang (zutreffendes umkreisen) c) kontrollierte Blasen- und/ oder Darmentleerung *(zutreffendes umkreisen)*						
			Sich bewegen							
			R.:							
			kann sich nicht alleine im Bett drehen (Verhinderung schmerzhafter Schulter, Dekubitus, Kontraktur, Spastik)	a) akzeptiert Bobath-Lagerung b) nimmt betroffene Körperhälfte wahr c) intakte Haut d) hilft bei Lageveränderung aktiv mit e) verändert Lage im Bett selbständig						

Da-tum	Hz.	Nr.	Ressourcen/Pflegeprobleme	Pflegeziele	F	S	N	Pflegemaß-nahmen	Pflegezielkontrolle am:	Datum/Hz.
			R.:							
			kann sich nicht eigenständig aufsetzen	a) hält Gleichgewicht beim Sitzen an der Bettkante						
			neigt zur betroffenen Seite	b) setzt sich selbständig auf die Bett-kante c) sitzt sicher im Stuhl d) hält Gleichgewicht im Stuhl				Hinweis: Sitzen im Stuhl ist dem Sitzen an der Bettkante vorzuziehen		
			R.:							
			kann nicht allein vor dem Bett stehen	a) steht mit Unterstützung sicher vor dem Bett b) steht selbständig vor dem Bett						
			R:							
			äußert/ist Unsicher(heit) beim Gehen ohne Begleitung *(zutreffendes umkreisen)*	a) bewegt sich sicher im Zimmer mit/ ohne Begleitung *(zutreffendes umkreisen)*						
			R:							
			Bewegungseinschränkung durch alte Hemiparese rechts/ links *(bitte ankreuzen)*	a) vorhandene Beweglichkeit ist er-halten						

Leitfaden zur Pflegeplanung bzw. Formulierungshilfe

(*Mit freundlicher Genehmigung des Städtischen Krankenhaus Kiel*)

Hauptproblem: Selbstpflegedefizit

Pflegeziele: 1. vorhandene Fähigkeiten lt. Ressourcen sind erhalten
2. größtmögliche Fähigkeiten sind erhalten und werden gefördert

Leitfaden zur Pflegeplanung bei Menschen mit Selbstpflegedefizit				
Name:	Vorname:	geb.:	Station:	Blatt-Nr.:

Da-tum	Hz.	Nr.	Ressourcen/Pflegeprobleme	Pflegeziele	F	S	N	Pflegemaß-nahmen	Pflegezielkontrolle am:	Datum/Hz.
			Waschen/Kleiden							
			Ressourcen:							
		1.	Kann sich nicht selbstständig waschen Ursache:	a) fühlt sich wohl b) akzeptiert Ganzwaschung c) sauberer gepflegter Körper						
		2.	kann sich nur teilweise selbständig waschen Ursache:	a) fühlt sich wohl b) wäscht sich .... eigenständig c) sauberer gepflegter Körper d) vorhandene Fähigkeit/en lt. Ressource sind erhalten						

Datum	Hz.	Nr.	Ressourcen/Pflegeprobleme	Pflegeziele	F	S	N	Pflegemaßnahmen	Pflegezielkontrolle am:	Datum/Hz.
		3.	Kann den Ablauf der Körperpflege nicht eigenständig koordinieren Ursache:	a) fühlt sich wohl b) sauberer gepflegter Körper c) wäscht sich unter Anleitung d) führt Körperpflege unter Anleitung koordiniert durch e) führt Körperpflege ohne Anleitung koordiniert durch f) vorhandene Fähigkeit/en lt. Ressourcen sind erhalten						
		4.	Kann die Intimhygiene nicht eigenständig durchführen Ursache:	a) fühlt sich wohl b) akzeptiert Übernahme der Intimhygiene c) führt Intimhygiene selbständig durch						
			Mund- und Zahnhygiene							
			Ressourcen:							
		1.	kann Mund- und Zahnhygiene nicht eigenständig ausführen Ursache:	a) intakte Mundschleimhaut und saubere Zähne b) fühlt sich wohl c) akzeptiert die Übernahme der Mund- und Zahnpflege d) führt die Mund- und Zahnhygiene unter Anleitung durch e) führt die Mund- und Zahnhygiene selbständig durch						

Da-tum	Hz.	Nr.	Ressourcen/Pflegeprobleme	Pflegeziele	F	S	N	Pflegemaß-nahmen	Pflegezielkontrolle am:	Datum/Hz.
		2.	kann die Zahnprothese oben und/ oder unten nicht selbständig reinigen *(zutreffendes umkreisen)* Ursache:	a) intakte Mundschleimhaut und saubere Zähne b) fühlt sich wohl c) akzeptiert die Übernahme der Zahnprothesenpflege d) führt die Zahnprothesenpflege unter Anleitung durch e) führt die Zahnprothesenpflege selbständig durch						
		3.	kann/darf nicht essen und/oder trinken *(zutreffendes umkreisen)* Ursache:	a) intakte Mundschleimhaut und saubere Zähne b) fühlt sich wohl						
		3.1.	äußert Durstgefühl	c) Durstgefühl ist erträglich						
		3.2.	äußert Hungergefühl	d) Hungergefühl ist erträglich						
		4.	hat trockenen Mund und/oder belegte Zunge *(zutreffendes umkreisen)* Ursache:	a) intakte Mundschleimhaut, saubere Zähne b) belagfreie Zunge c) fühlt sich wohl						
		5.	hat trockene und/ oder rissige Lippen (zutreffendes umkreisen) Ursache:	a) geschmeidige, intakte Lippen b) fühlt sich wohl						

Datum	Hz.	Nr.	Ressourcen/Pflegeprobleme	Pflegeziele	F	S	N	Pflegemaßnahmen	Pflegezielkontrolle am:	Datum/Hz.
			Hautpflege							
			Ressourcen:							
		1.	trockene Haut Wo?: evtl. Ursache:	a) intakte Haut b) fühlt sich wohl						
		2.	Kann sich nicht selbständig eincremen Ursache:	a) intakte Haut b) fühlt sich wohl c) Akzeptiert eincremen d) kremt sich mit/ohne Anleitung ein						
		3.	verspürt Juckreiz auf der Haut Wo?: Ursache:	a) Juckreiz ist erträglich/gemindert b) intakte Haut c) fühlt sich wohl						
		4.	bestehender Intertrigo Wo?: Ursache:	a) intakte Haut b) fühlt sich wohl						

Datum	Hz.	Nr.	Ressourcen/Pflegeprobleme	Pflegeziele	F	S	N	Pflegemaßnahmen	Pflegezielkontrolle am:	Datum/Hz.
			Haarpflege							
			Ressourcen:							
		1.	kann sich die Haare nicht eigenständig kämmen bzw. bürsten Ursache:	a) akzeptiert Übernahme der Haarpflege b) fühlt sich wohl c) kämmt bzw. bürstet sich die Haare unter Anleitung d) kämmt bzw. bürstet sich die Haare eigenständig e) vorhandene Fähigkeiten lt. Ressource sind erhalten						
		2.	kann die Haarwäsche nicht eigenständig durchführen Ursache:	a) akzeptiert Übernahme der Haarwäsche b) fühlt sich wohl c) wäscht sich die Haare unter Anleitung d) wäscht sich die Haare eigenständig e) vorhandene Fähigkeiten lt. Ressource sind erhalten						

Datum	Hz.	Nr.	Ressourcen/Pflegeprobleme	Pflegeziele	F	S	N	Pflegemaßnahmen	Pflegezielkontrolle am:	Datum/Hz.
			Rasur							
			Ressourcen:							
		1.	kann sich nicht allein rasieren Ursache:	a) fühlt sich wohl b) akzeptiert Übernahme der Rasur c) rasiert sich unter Anleitung d) rasiert sich eigenständig e) vorhandene Fähigkeiten lt. Ressource erhalten						
			Nagelpflege							
			Ressourcen:							
		1.	kann die Fingernagelpflege nicht eigenständig durchführen Ursache:	a) akzeptiert die Übernahme der Fingernagelpflege b) führt die Fingernagelpflege mit Anleitung durch c) führt die Fingernagelpflege eigenständig durch d) vorhandene Fähigkeiten lt. Ressourcen sind erhalten						

Datum	Hz.	Nr.	Ressourcen/Pflegeprobleme	Pflegeziele	F	S	N	Pflegemaßnahmen	Pflegezielkontrolle am:	Datum/Hz.
		2.	kann die Fußnagelpflege nicht eigenständig durchführen Ursache:	a) akzeptiert die Übernahme der Fußnagelpflege b) fühlt sich wohl c) führt die Fußnagelpflege mit Anleitung durch d) führt die Fußnagelpflege eigenständig durch e) vorhandene Fähigkeiten lt. Ressource erhalten						
			Kleiden							
			Ressourcen:							
		1.	kann sich nicht allein ankleiden Ursache:	a) akzeptiert Übernahme des Ankleidens b) fühlt sich wohl c) Tragen von eigener Kleidung ist gewährleistet d) zieht sich .... mit Anleitung an e) zieht sich eigenständig an						

Datum	Hz.	Nr.	Ressourcen/Pflegeprobleme	Pflegeziele	F	S	N	Pflegemaßnahmen	Pflegezielkontrolle am:	Datum/Hz.
			Essen und Trinken							
			Ressourcen:							
		1.	kann sich das Brot nicht eigenständig bestreichen Ursache:	a) nimmt vorbereitete Nahrung zu sich b) bestreicht sich Brot bzw. Brötchen selbständig c) vorhandene Fähigkeit/en lt. Ressource/n sind erhalten						
		2.	kann Mittagessen zur Nahrungsaufnahme nicht eigenständig zerkleinern Ursache:	a) nimmt zerkleinerte Nahrung eigenständig zu sich b) zerkleinert Nahrung selbständig c) vorhandene Fähigkeit/en lt. Ressource/n sind erhalten						
		3.	kann Nahrung nicht eigenständig zu sich nehmen Ursache:	a) akzeptiert Nahrungseingabe b) orale Nahrungszufuhr ist gewährleistet c) vorhandene Fähigkeit/en lt. Ressource/n sind erhalten						

Datum	Hz.	Nr.	Ressourcen/Pflegeprobleme	Pflegeziele	F	S	N	Pflegemaßnahmen	Pflegezielkontrolle am:	Datum/Hz.
		4.	kann Getränke nicht eigenständig zu sich nehmen Ursache:	a) orale Flüssigkeitszufuhr ist gewährleistet b) akzeptiert Eingabe von Getränken c) trinkt selbständig d) vorhandene Fähigkeit/en lt. Ressource/n sind erhalten						
		5.	trinkt nicht ausreichend Ursache:	a) orale Flüssigkeitszufuhr ist erhalten/trinkt ________l/24 Std. b) vorhandene Fähigkeit/en lt. Ressource/n sind erhalten						
			Ausscheiden							
			Ressourcen:							
		1.	ist harn-/ stuhlinkontinent *(betreffendes umkreisen)* Ursache:	a) intakte Haut b) kontrollierte Blasen-entleerung c) kontrollierte Darm-entleerung d) meldet sich bei Harndrang e) meldet sich bei Stuhldrang d) vorhandene Fähigkeit/en lt. Ressource/n sind erhalten						

Datum	Hz.	Nr.	Ressourcen/Pflegeprobleme	Pflegeziele	F	S	N	Pflegemaßnahmen	Pflegezielkontrolle am:	Datum/Hz.
		2.	ist betroffen über Harn-/Stuhlinkontinenz *(betreffendes umkreisen)* Ursache:	a) kennt Ursache der Inkontinenz b) äußert Ängste bezüglich der Ausscheidung c) toleriert momentane Inkontinenz d) vorhandene Fähigkeit/en lt. Ressource/n sind erhalten						
		3.	meldet sich nicht/wirkt unruhig bei Harn-/ Stuhldrang *(betreffendes umkreisen)* Ursache:	a) kontrollierte Blasen-entleerung b) kontrollierte Darm-entleerung c) meldet sich bei Harndrang d) meldet sich bei Stuhldrang e) vorhandene Fähigkeit/en lt. Ressource/n sind erhalten						
		4.	kann nicht allein zur Toilette gehen Ursache:	a) ungestörte Blasen- und Darmentleerung b) geht in Begleitung zur Toilette c) geht eigenständig zur Toilette d) vorhandene Fähigkeit/en lt. Ressource/n sind erhalten						
		5.	kann Urinflasche nicht anlegen Ursache:	a) meldet sich bei Harndrang b) legt Urinflasche unter Anleitung an c) legt Urinflasche eigenständig an d) vorhandene Fähigkeit/en lt. Ressource/n sind erhalten						

Datum	Hz.	Nr.	Ressourcen/Pflegeprobleme	Pflegeziele	F	S	N	Pflegemaßnahmen	Pflegezielkontrolle am:	Datum/Hz.
		6.	leidet unter Obstipation Ursache:	a) ungestörte Darmentleerung b) beschwerdefreie Darmentleerung alle ________ Tage c) vorhandene Fähigkeit/en lt. Ressource/n sind erhalten						
			Sich Bewegen							
			Ressourcen:							
		1.	Kann Lage im Bett nicht eigenständig verändern Ursache:	a) intakte Haut b) toleriert Lagerung c) vorhandene Beweglichkeit lt. Ressource/n sind erhalten d) hilft bei Lageveränderungen aktiv mit e) verändert Lage im Bett selbständig						
		6.	versucht trotz Bettruhe aus dem Bett aufzustehen	a) kennt Sinn/Zweck der Bettruhe b) toleriert Bettruhe c) vorhandene Fähigkeit/en lt. Ressource/n sind erhalten						

Datum	Hz.	Nr.	Ressourcen/Pflegeprobleme	Pflegeziele	F	S	N	Pflegemaßnahmen	Pflegezielkontrolle am:	Datum/Hz.
		2.	kann sich nicht allein auf die Bettkante setzen Ursache:	a) vorhandene Beweglichkeit lt. Ressource ist erhalten b) setzt sich mit Unterstützung auf die Bettkante c) sitzt sicher auf der Bettkante d) setzt sich ohne Unterstützung auf die Bettkante						
		3.	kann nicht allein aus dem Bett/ Stuhl aufstehen *(zutreffendes umkreisen)* Ursache:	a) vorhandene Beweglichkeit lt. Ressource/n sind erhalten b) steht mit/ ohne Unterstützung sicher vor dem Bett/ Stuhl c) steht eigenständig vom Bett/Stuhl auf *(zutreffendes umkreisen)*						
		4.	sitzt unsicher im Stuhl, rutscht herunter Ursache:	a) sitzt sicher im Stuhl b) vorhandene Fähigkeit/en lt. Ressource/n sind erhalten						

Datum	Hz.	Nr.	Ressourcen/Pflegeprobleme	Pflegeziele	F	S	N	Pflegemaßnahmen	Pflegezielkontrolle am: Datum/Hz.	
		5.	kann nicht allein zum Bad/zur Toilette/ zum Tisch/ zum Stuhl *(zutreffendes umkreisen)* Ursache:	a) geht in Begleitung sicher mit Körperkontakt zum ... b) geht in Begleitung sicher ohne Körperkontakt zum ... c) geht eigenständig zum Bad/ zur Toilette/ zum Tisch/ zum Stuhl *(zutreffendes umkreisen)* d) vorhandene Fähigkeit/en lt. Ressource/n sind erhalten						
		7.	ersichtliche Schmerzen/äußert Schmerzen bei Bewegung von: .... *(betreffendes bitte einfügen)* Ursache:	a) Schmerz ist bei Bewegung reduziert/erträglich b) Schmerzfreiheit bei Bewegung c) vorhandene Fähigkeit/en lt. Ressource/n sind erhalten						
		8.	Bewegungseinschränkung durch alte Hemiparese rechts/ links *(bitte ankreuzen)*	a) vorhandene Beweglichkeit ist erhalten						

Reduzierung des Schreibaufwandes bei Erhaltungszielen

Die Erhaltung der eigenen Fähigkeiten spielen eine sehr bedeutende Rolle in der Pflege. In der Pflegpraxis machte ich jedoch die Erfahrung, dass gerade bei älteren Menschen viele Probleme bezüglich der Ableitung von Erhaltungszielen formuliert werden müssen und sich die Pflegeplanung dadurch sehr lang gestaltete. Sollten die vorliegenden Ressourcen und abgeleiten Erhaltungsziele keine rehabilitative Zielsetzung, d.h. keinen Fortschritt in Aussicht stellen, sondern allein der Erhaltung und damit Verhinderung von vermehrter Pflegeabhängigkeit gelten, ist zu überlegen, ob diese Zielsetzung zwingend mittels „altbekanntem" Pflegeplanungsformular erfasst werden muss. Es ist zu überlegen, ob die Erfassung und Dokumentation durch ein vereinfachtes System gewährleistet werden kann.

Dabei ist zu differenzieren, in welcher Einrichtung eine Pflegeplanung stattfindet und über welchen Zeitraum Erhaltungsziele formuliert werden!

Ich möchte einen Vorschlag zur Erfassung aufführen, der den Schreibaufwand minimiert.

Unter der Rubrik Ist-Zustand/Aktueller Pflegebedarf werden die Eigenständigkeiten und Defizite erfasst. Die Ressourcen werden nicht ausformuliert, sondern in der zugeordneten Rubrik stichwortartig dokumentiert. Bei Veränderungen des Ist-Zustandes innerhalb weniger Tage kann das Datum eingetragen werden. Die aufgeführten Bereiche können sich z.B. an den ATL, LA oder AEDL orientieren.

Beispiel

Bewohnerin, 75 J., Krankenhausaufenthalt nach Sturz im Seniorenheim, seit dem 1.2.02 wieder in der Wohnanlage/Seniorenheim.

Datum: 1.2.02

Ist-Zustand/Aktueller Pflegebedarf	S	E	v.h.	Ressourcen
1. Ruhen und Schlafen	x oder 1.2.			
2. Bewegen	4.2	x oder 1.2.		geht in Begleitung einer Pflegekraft mit Gehstock 4.7: geht allein mit Gehstock
3. Waschen und Kleiden		x oder 1.2.		Gesicht, Oberkörper, eigenständiges Kleiden

Ist-Zustand/Aktueller Pflegebedarf	S	E	v.h.	Ressourcen
4. Essen und Trinken		x oder 1.2.		nimmt zubereitete Nahrung allein auf
5. Ausscheiden	x oder 1.2.			
6. Sicherheit	4.2	x oder 1.2.		gewohnter Umgang mit Gehstock
7. Beschäftigung	x oder 1.2.			hört nach dem Frühstück NDR 1, geht am Nachmittag spazieren, Teilnahme am Chorabend, Seniorengymnastik, Wolle spinnen, Gartenarbeit
8. Kommunikation	x oder 1.2.			
S = selbständig; E = eingeschränkt; v.h. = vollständig hilfebedürftig				

In der Praxis hat sich mittlerweile die Eintragung des Datums (statt Ankreuzen) bewährt.

Praktische Pflegeplanung

Datum	Hz.	Nr.	Pflege-Ist-Zustand und individuelle Pflegeprobleme	Pflegeziele	geplante Pflegezielkontrolle	Pflegezielkontrolle (Datum/Hz.)
1.2.02	*Bu*	1.	Ist-Zustand 1, 3, 4, 5, 7, 8	Fähigkeiten sind erhalten	7.2.02 wöchentl.	
1.2.02	*Bu*	2.	äußert Angst/Unsicherheit allein zu gehen	geht sicher, ohne Angst eigenständig mit Gehstock	4.2.02	4.2. Bu
4.2.02	*Bu*	1	Ist-Zustand 1, 2, 3, 4, 5, 6, 7, 8	Fähigkeiten sind erhalten	7.2.02 wöchentl.	

Die abgeleiteten Pflegemaßnahmen werden nicht wie größtenteils üblich, im Pflegeplanungsformular dokumentiert, sondern sind im Tätigkeitsnachweis integriert. So wird eine doppelte Dokumentation vermieden.

Pflegemaßnahmen	Datum:			Datum:			Datum:			Datum:			Datum:			Datum:			Datum:		
Eingabe der abgeleiteten Pflegemaßnahmen/ evtl. hausinterne Standardkürzel	F	S	N	F	S	N	F	S	N	F	S	N	F	S	N	F	S	N	F	S	N

Da die vorliegende Pflegekurve für einen Zeitraum von mindestens einer Woche gestaltet ist, sowie die Pflegeplanung integriert wurde (kein Extraformular), ist die kontinuierliche Kontrolle und Aktualisierung transparenter.

Beispiel

Patientin, 31 J., Selbständig, Appendektomie

Datum: 1.2.2002 (OP-Tag)

Ist-Zustand/ Aktueller Pflegebedarf	S	E	v.h.	Ressourcen
1. Ruhen und Schlafen	2.2	x oder 1.2.		
2. Bewegen	2.2	x oder 1.2.		
3. Waschen und Kleiden	2.2	x oder 1.2.		
4. Essen und Trinken	2.2	x oder 1.2.		
5. Ausscheiden	x oder 1.2.			
6. Sicherheit	2.2	x oder 1.2.		
7. Beschäftigung	x oder 1.2.			
8. Kommunikation	x oder 1.2.			
S = selbständig; E = eingeschränkt; v.h. = vollständig hilfsbedürftig				

Selbstverständlich können auch bei dieser Patientin individuelle Probleme bestehen, welche mittels Pflegeplanung erfasst werden.

Praktische Pflegeplanung

Datum	Hz.	Nr.	Pflege-Ist-Zustand und individuelle Pflegeprobleme	Pflegeziele	geplante Pflegeziel-kontrolle	Pflegeziel-kontrolle (Datum/Hz.)
1.2.	Bu	1	äußert Angst, dass OP-Naht beim Aufstehen platzt	wendet eigenständig bauchdeckenschonende Aufstehweise mit Gegendruck auf Naht an	tägl./2.2.	

Wie Sie sehen, gibt es nicht nur eine Möglichkeit; die Art und Weise der Pflegeplanung ist abhängig von der jeweiligen Einrichtung sowie vom gesamten Pflegedokumentationssystem.

Ich hoffe jedoch, Ihnen einige gedankliche Anregungen gegeben zu haben.

Notizen:

4 Exemplarische Formblätter zur Pflegeplanung

Pflegedokumentation mit integrierter Pflegeplanung

Dokumentationsmöglichkeit 1

(Mit freundlicher Genehmigung des Städt. Krankenhaus Kiel)

Ist-Zustand/Aktueller Pflegebedarf	S	E	v.H.	Ressourcen
Ruhen und Schlafen				
Bewegen				
Waschen und Kleiden				
Essen und Trinken				
Ausscheiden				
Sicherheit				
Beschäftigung				
Kommunikation				
S = selbständig; E = eingeschränkt, v.H. = vollständig hilfebedürftig				

Praktische Pflegeplanung						
Datum	Hz.	Nr.	individuelle Pflegeprobleme	Pflegeziel	geplante Pflegeziel-kontrolle	Pflegeziel-kontrolle (Datum/Hz.)

Pflegemaßnahmen	Datum:			Datum:			Datum:			Datum:			Datum:		
	F	S	N	F	S	N	F	S	N	F	S	N	F	S	N
Ruhen und Schlafen															
(mehrere Leerzeilen pro ATL zur Dokumentation)															
Bewegen/Lagerung															
Waschen und Kleiden															
Essen und Trinken															
Ausscheiden															
Sicherheit															
Beschäftigung															
Kommunikation															
Sonstiges															

Dokumentationsmöglichkeit 2

Praktische Pflegeplanung						
Datum	**Hz.**	**Nr.**	**Ressourcen/ individuelle Pflegeprobleme**	**Pflegeziel**	**geplante Pflegeziel-kontrolle**	**Pflegeziel-kontrolle (Datum/Hz.)**

Pflegemaßnahmen	Datum:			Datum:			Datum:			Datum:			Datum:		
Eingabe der hausinternen Prozessstandards möglich	F	S	N	F	S	N	F	S	N	F	S	N	F	S	N

Pflegebericht							
Datum	**Zeit**		**HZ**	**Datum**	**Zeit**		**HZ**

Aktualisierungsmöglichkeiten Pflege Ist-Zustand/aktueller Pflegebedarf

Möglichkeit 1:

Aktualisierung/Datum

Ist-Zustand/aktueller Pflegebedarf	S	E	v.H.	Ressourcen
Ruhen und Schlafen				
Bewegen				
Waschen und Kleiden				
Essen und Trinken				
Ausscheiden				
Sicherheit				
Beschäftigung				
Kommunikation				

Möglichkeit 2:

Aktualisierung/Datum

Ist-Zustand/aktueller Pflegebedarf	S	E	v.H.
Ruhen und Schlafen			
Bewegen			
Waschen und Kleiden			
Essen und Trinken			
Ausscheiden			
Sicherheit			
Beschäftigung			
Kommunikation			

Möglichkeit zur Pflegeevaluation

Pflegeevaluation	Aufnahme			Entlassung		
	S	E	v.H.	S	E	v.H.
Ruhen und Schlafen						
Bewegen						
Waschen und Kleiden						
Essen und Trinken						
Ausscheiden						
Sicherheit						
Beschäftigung						
Kommunikation						
	Datum/HZ:			Datum/HZ:		

Notizen:

5 Ein Blick in die Zukunft

Pflegediagnosen statt Pflegeprobleme?

In manchen Diskussionen und Veröffentlichungen werden Pflegeprobleme mit Pflegediagnosen gleichgesetzt. Es findet eine Umbenennung statt. Was vorher als Pflegeproblem bezeichnet wurde, wird auf einmal als Pflegediagnose betitelt. Betrachten wir jedoch die Definition und den Aufbau einer Pflegediagnose, ist diese weit greifender und detaillierter als die Erfassung der Pflegeprobleme. Vor allem die Einbeziehung der Familie und der Gemeinde sind für uns eher ungewöhnlich. Pflegeprobleme sind zwar der erste Schritt in Richtung Pflegediagnostik, jedoch nicht mit Pflegediagnosen gleichzustellen.

Da es zurzeit noch keine einheitlichen und verbindlichen Pflegediagnosen in Deutschland gibt, stelle ich die Grundlagen der amerikanischen Pflegediagnosen vor.

Begriffsbestimmung

„Eine ***Pflegediagnose*** *stellt eine klinische Beurteilung der Reaktion eines Individuums, einer Familie oder Gemeinde auf aktuelle oder potentielle Gesundheitsprobleme/Lebensprozesse dar. Pflegediagnosen bilden die Grundlage für die Auswahl von pflegerischen Interventionen, um die aufgestellten Pflegeziele und erwünschten Pflegeergebnisse zu erreichen, wofür die Pflegeperson verantwortlich ist." (NANDA)*

Daneben wird auch noch von *Risiko*-Pflegediagnosen gesprochen, d.h. Risikofaktoren für eine erhöhte Gefährdung liegen vor, ohne das bereits Symptome aufgetreten sind.

Ursprünge der Pflegediagnosen

In den USA ist der Pflegeprozess seit 1950 bekannt. Der damit verbundene Entwicklungsprozess der Pflege ist daher weiter fortgeschritten als in Deutschland. Anfang der siebziger Jahre entstand in den USA das Bestreben nach einer verbindlichen Umschreibung von Pflegeproblemen. Es entstand die North American Nursing Diagnosis Association (NANDA).

Zielsetzung der NANDA ist die Schaffung einer verbindlichen internationalen Terminologie (Klassifizierung) für Pflegediagnosen. Hierbei bezieht sich die NANDA auf die Definition von Pflege der American Nursing Association (ANA): *Pflege ist das Erkennen und Behandeln von menschlichen Reaktionen auf bestehende oder potentielle Gesundheitsprobleme.*

Die Pflegediagnosen sollen auf menschliche Leidenszustände ausgerichtet sein, welche durch die Pflege angegangen werden können. Sie beziehen sich nicht auf die medizinischen Diagnosen bzw. das Organsystem. Die NANDA erhofft sich dadurch eine Professionalisierung der Pflege (vgl. Doegnes/Moorhouse; S. 5 ff).

Aufbau einer Pflegediagnose

Pflegediagnosen basieren auf einer Pflegeanamnese und sind hauptsächlich defizitorientiert. Sie beschreiben aktuelle und/oder potentielle Pflegeprobleme. Ressourcen können nicht berücksichtigt werden, diese müssen individuell erfasst werden.

Die Elemente einer Pflegediagnose sind:

- Beschreibung eines Gesundheitsproblems oder des Gesundheitszustandes eines Individuums, einer Familie oder einer Gemeinde (Pflegediagnosetitel)
- Zusammenstellung von Faktoren, die ursächlich für dieses Problem verantwortlich gemacht werden können oder mit ihm in Zusammenhang stehen und gleichzeitig Mittelpunkt der pflegerischen Behandlung sind (ätiologische und beeinflussende Faktoren)
- Unverwechselbare und eindeutige Merkmale, die einer der Pflegediagnose zugeordnet werden können (Kennzeichen).

Anstatt ätiologischer Faktoren werden bei potentiellen Problemen die Risikofaktoren benannt. Zustandsprozesse, denen keine gesundheitliche Einschränkung zugrunde liegt, werden als unterstützende Faktoren beschrieben.

Pflegediagnosen werden vom jeweils zugrunde liegenden Pflegemodell beeinflusst. Je nach Pflegemodell können Pflegediagnosen als z.B. misslungene Anpassung (Roy), Selbstdefizite (Orem), Bedürfnisse (Hendersen), menschliche Reaktionsmuster (NANDA) gesehen werden (vgl. Gordon, S. 17).

Das amerikanische Modell der Pflegediagnosen für Europa?

Die amerikanischen Pflegediagnosen liegen in deutscher Übersetzung vor. Allerdings ist aus deutscher Sicht anzumerken, dass

- Das Tätigkeitsspektrum der Pflegenden in den USA sich von dem deutscher Pflegekräfte deutlich unterscheidet
- Viele bei uns als ärztliche Aufgaben definierte Tätigkeiten in den USA in den Aufgabenbereich der Pflegekräfte fallen
- Bei den Pflegebedürftigen eine andere Bandbreite an Problemen vorliegt.

Anhand dieser Argumente halte ich es für zweifelhaft, ob die Pflegediagnosen auf den deutschen Sprachraum übertragen werden können. Sie bieten allerdings eine gute Arbeitsgrundlage um eigene Pflegediagnosen zu entwerfen.

Mittlerweile gibt es in Europa mehrere der NANDA vergleichbare Arbeitsgruppen, die eigene Klassifikationssysteme entwickeln.

Pro und contra Pflegediagnosen

Die Befürworter führen an, dass

- eine gemeinsame Sprache der Pflege mit einer logischen Klassifikation der Pflegeprobleme entwickelt wird
- eine sinnvolle Grundlage für die Ausbildung geschaffen wird
- Pflegeleistungen messbar werden und einfacher abgerechnet werden können
- vergleichbare Daten für die Forschung können mittels EDV-Systemen erfasst werden

Im Zusammenhang mit der Pflegeversicherung werden die Pflegediagnosen in der ambulanten Pflege an Bedeutung gewinnen. Auch der Kostendruck in der stationären Pflege lässt Pflegediagnosen als hilfreiches Instrument im Rahmen der Qualitätssicherung erscheinen. Wenn Pflegediagnosen allgemein anerkannt sind, geben sie den Pflegenden die Möglichkeit, sich bei der Einschätzung der Pflegebedürftigkeit auf diese Diagnosen zu stützen. Damit wird die Notwendigkeit der Kostenübernahme für die Pflegebehandlung begründbar.

Die Gegner kritisieren eine Übernahme/Nachahmung der Medizin und fürchten um die Individualität des Patienten.

Die internationale Klassifikation pflegerischer Praxis (ICNP)

Die Bestrebungen Pflegediagnosen zu formulieren, sind auch in Deutschland aktuell. So fand 1993 die erste Konferenz über Pflegediagnosen in Kopenhagen statt und 1995 veranstaltete das Agnes-Karll-Institut für Pflegeforschung ebenfalls eine Tagung zu diesem Thema. Zur Entwicklung von Pflegediagnosen ist eine aktuelle Anleitung des ICN (International Council of Nurses) in Erarbeitung. Die Erarbeitungen fließen in ein internationales Kooperationsprojekt ein. Es beschäftigt sich mit der Entwicklung, Überprüfung und Verbreitung einer Klassifikation von Pflegediagnosen, Pflegeinterventionen und Pflegeergebnissen für eine internationale pflegerischer Praxis (International Classification for Nursing Practis = ICNP).

Ziel der ICNP ist die international vergleichbare Beschreibung der Pflegepraxis als Voraussetzung für professionelle Pflege. Eine qualitativ hochwertige Pflege erfordert eine Dokumentation mit einer einheitliche Benennung als Grundlage. Spezifische Begriffe aus einer klassifizierten Terminologie ermöglichen eine problemlose Kommunikation.

Deutsche Übersetzung der ICNP im Internet: http://www.health-informatics.de/icnp/.

Pflegediagnosen in der Praxis?

Die Darstellung der Thematik Pflegediagnosen trägt dazu bei, die Ist-Situation der Pflege kritisch zu betrachten. In Deutschland ist die Pflegeplanung noch nicht als Selbstverständlichkeit in der Pflegepraxis etabliert. Sie wird vorwiegend in „besonderen Situationen" erstellt, wie z.B. im klinischen Unterricht, bei Prüfungen und innerhalb spezieller Modellprojekte. Eine Zunahme der gezielten, kritischen Auseinandersetzung mit geplanter Pflege als Instrument des Pflegeprozesses ist erst jetzt zu verzeichnen.

Betrachten wir die vorliegenden Strukturen, so fehlen m.E. noch „Grundpfeiler", damit die Pflegediagnosen in der Pflegepraxis „auf fruchtbaren Boden" stoßen und Anwendung finden können.

Als diese Grundpfeiler bezeichne ich die Integration und gezielte Auseinandersetzung der Pflegepraxis mit z.B. Pflegetheorien, Pflegemodellen, Pflegeleitbild, Pflegeplanung, Pflegeforschung sowie Pflegeforschungsergebnissen. Es ist nicht ausreichend, diese Themen theoretisch zu betrachten. Die praktische Umsetzung und Anwendung ist ausschlaggebend, um wirkliche Veränderungen zu bewirken.

Pflegediagnosen sind sicherlich eine Hilfestellung zur Gestaltung des Pflegeprozesses und ohne Zweifel eine pflegerische Profession. Betrachte ich jedoch, welche Schwierigkeiten die Integration der genannten Grundpfeiler im „Pflegealltag" bereitet, vertrete ich die Ansicht, dass es vorerst sinnvoller ist, Pflegeprobleme zu erfassen. Dies bedeutet nicht, dass die Pflege in Deutschland still steht. Unabhängig, in welche Institution wir einen Blick werfen, überall finden bemerkenswerte Bestrebungen statt, die Pflege zu professionalisieren. Bleiben wir am Ball, aber überstürzen wir nichts!

Theorien sind nur sinnvoll, wenn sie in der Praxis angewandt werden, sonst bestehen nur scheinbare Veränderungen auf dem Papier. Pflegekräfte müssen vorerst geschult werden, um Pflegeprobleme erkennen, benennen und dokumentieren zu können. Erst dann wird sich eine Verständnisgrundlage für den Sinn und Zweck von Pflegediagnosen entwickeln können. Wird dieser Schritt übersprungen, sehe ich die Gefahr, dass die Pflegediagnostik als theoretisches, nicht umsetzbares Gebilde beurteilt wird und damit die Integration in den Pflegealltag erheblich erschwert wird.

Ist Pflegeplanung zur Normalität im „Pflegealltag" geworden, können Pflegediagnosen hilfreich und erleichternd sein.

In der Zukunft bieten Pflegediagnosen eine einheitliche Sprache, welche die fachliche Kommunikation untereinander sowie auf internationaler Ebene erleichtern. Weiterhin können sie eine genaue, effektive und rationelle Dokumentation unterstützen und damit auch detailliert die Leistungen der Pflege wiederspiegeln. Die Integration von Pflegediagnosen in der Pflegeausbildung kann eine Hilfestellung sein, um professionelles Handeln und Wissen zu vermitteln. Bevor jedoch verbindliche Pflegediagnosen in Deutschland Anwendung finden können, liegt noch ein Berg „Basisarbeit“ vor uns.

Die Pflegediagnosen der NANDA können uns als eine Art Wegweiser dienen und uns eine Diskussionsgrundlage bei der Entwicklung einer eigenen Taxonomie bieten.

Dabei vertrete ich die Ansicht, dass klinikintern erstellte Pflegediagnosen (ohne die bemerkenswerte Arbeit der Kolleginnen schmälern zu wollen) nur eine Hilfestellung für diese Institution sind. Die dargestellten Zielsetzungen können nur durch **einheitlich angewandte** Pflegediagnosen im deutschsprachigen Raum erreicht werden.

Pflegevisite

Pflegevisite – warum?

Die Pflegevisite bietet eine gezielte Austauschmöglichkeit für die Patientin mit dem Pflegepersonal. Durch die damit verbundene gegenseitige Wertschätzung und Kooperation wird die Patientin bezüglich des Pflegeprozesses vermehrt integriert.

Für die Pflegekräfte bietet die Pflegevisite eine gezielte Auseinandersetzung mit pflegerischen Problemen und Analyse von Pflegeverläufen (reduziert die Zufallsbestimmung) und die fachliche Wissenserweiterung durch gegenseitigen Austausch. Dadurch trägt die Pflegevisite maßgeblich zur Sicherung der Pflegequalität bei. Weiterhin kann die Pflegevisite als Raum für Anerkennung und Kritik gesehen werden. Zusammenfassend steht bei der Pflegevisite die Menschenorientierung im Vordergrund, hierarchische Rollenzuweisungen werden dadurch abgebaut.

Pflegevisite als Beurteilungsinstrument?

In der Literatur wird die Pflegevisite, je nach Intention, verschieden definiert. Eine allgemein verbindliche Definition liegt nicht vor.

- Christa und Christian Heering definieren die Pflegevisite als einen regelmäßigen Besuch bei der Patientin mit einem Gespräch über ihren Pflegeprozess. Dabei dient die Pflegevisite der Benennung von Pflegeproblemen und Ressourcen, Vereinbarung der Pflegeziele und der Pflegeinterventionen, sowie der Überprüfung der Pflege (vgl. Die Schwester/Der Pfleger: 5/94).

- Karin Christian beschreibt die Pflegevisite als die Interaktion von Sachverständigen der Pflege. Sie wird von den Pflegenden und der Pflegedienstleitung initiiert und mit der Patientin, analog der Methode des Pflegeprozesses, durchgeführt wird. Als Zielsetzung beschreibt die Autorin die Qualitätssicherung und Qualitätsentwicklung einer Pflegekultur im Krankenhaus (vgl. Die Schwester/ Der Pfleger: 8/94).
- Nach Ute Bieg ist die Pflegevisite ein Instrument, um die Ist-Situation zu erfassen. Sie unterstützt das Pflegeverständnis und dient als Instrument zur Unterstützung des Pflegeprozesses und zur Qualitätssicherung. Ebenfalls ist es ein Führungskontrollinstrument des Pflegemanagements (vgl. Die Schwester/Der Pfleger: 3/95).
- Gertrud Hergenhahn sieht in der Pflegevisite ein Abstimmungsinstrument zwischen pflegerischer Leistung und den Bedürfnissen der Patientinnen im Sinne des Pflegeprozesses. Pflegeprobleme werden erfasst und die pflegerische Leistung bewertet. Pflegevisite unterstützt nach Ansicht der Autorin damit die interne team- bzw. personenbezogene Qualitätssicherung (vgl. Pflege aktuell: 10/94).

Die dargestellten Definitionen beinhalten teilweise unterschiedliche Aspekte, wobei alle Definitionen eine Gemeinsamkeit haben: Das Augenmerk wird auf den Pflegeprozess gerichtet.

Wer nimmt an der Pflegevisite teil?

Zielgruppe

Die Pflegevisite kann bei allen Patientinnen der Station oder bei einer begrenzten Anzahl von Patientinnen durchgeführt werden.

Die Auswahl kann sich hierbei auf Patientinnen konzentrieren,

- die neu auf der Station aufgenommen wurden
- bei denen Probleme bezüglich der pflegerischen Therapie bestehen oder voraussehbar sind und/oder die pflegeintensive Betreuung benötigen.

Wir Pflegenden sollten nicht gleich nach dem Idealbild greifen, sondern die Bedingungen, unter der die Pflege stattfindet, einbeziehen. Schauen wir der Situation, in der sich Pflege befindet, realistisch entgegen, so wird m.E. die zweite Variante zzt. eher durchführbar sein. Je nachdem wie sich die Situation der Pflege in einer Institution darstellt und entwickelt, kann später schrittweise die Zielgruppe erweitert werden. So verteilen wir unsere Energie und Motivation sinnvoll.

Beteiligte Personen

Die Patientin steht an erster Stelle. Dann gehen die Meinungen der genannten Autoren auseinander. Die Beschreibungen der beteiligten Personen reicht über das gesamten Team der Station und der Pflegedienstleitung bis hin zu reduzierter Personenanzahl. Dabei wird teilweise die generelle Teilnahme der Stationsleitung beschrieben.

Angesichts personeller und struktureller Rahmenbedingungen der Pflege erscheint mir die Teilnahme der jeweiligen Bezugspflegekräfte, evtl. Pflegedienstleiterin und bei Bedarf der jeweiligen Fachberaterin z.Zt. realistisch. Je nach Möglichkeit ist die Beteiligung einer weiteren Pflegekraft zu empfehlen.

Welche Rolle spielen Fachberaterinnen bei der Pflegevisite?

Unter Fachberaterinnen verstehe ich speziell aus-, weiter-, bzw. fortgebildete Pflegepersonen sowie fächerübergreifende Berufsgruppen. Darunter fallen z.B. Pflegekräfte mit absolviertem Pflegefachseminar Rehabilitative Pflege, Lehrerinnen für Pflegeberufe, Kinästhetik-Trainerinnen, Trainerinnen für Basale Stimulation®, Bobath-Therapeutinnen, Stomatherapeutinnen, Qualitätssicherheitsbeauftragte etc.

Fächerübergreifende Berufsgruppen können Physiotherapeutinnen, Diätberaterinnen, Logopädinnen, Psychologinnen, Sozialarbeiterinnen, Pastorinnen etc. sein.

Diese Personen sollten je nach aktueller und spezieller Problematik fachberatend hinzugezogen werden. Die Einbeziehung von fachberatenden Personen fehlt teilweise in der zur Verfügung stehenden Literatur, ich halte diesen Aspekt jedoch ausschlaggebend für die Qualität der Pflegevisite!

Seien wir ehrlich, wer kann schon von sich behaupten, alle neuesten Pflegeerkenntnisse zu kennen, welche zum Teil mehrere Fortbildungslehrgänge voraussetzen. Die Anzahl der Pflegekräfte, die über eine Kombination spezieller Fortbildungskenntnisse („Allroundwissen") verfügen und diese auch trainiert und routiniert anwenden können, ist eher gering. Daher ist es wichtig, die einzelnen Qualifikationen der Mitarbeiterinnen zu integrieren und weitere Fortbildungsmaßnahmen zu fördern. Durch die Einbeziehung der Fachberaterinnen kann die Pflegequalität erheblich gesteigert werden. Weiterhin erweitert sich der „Wissenshorizont" der an der Pflegevisite beteiligten Personen. Die Motivation an Fortbildungen teilzunehmen kann positiv beeinflusst werden. Ich möchte dies an einem Beispiel verdeutlichen:

Herr Max hat einen apoplektischen Insult mit Hemiparese links erlitten. Er wurde vor 7 Tagen auf einer internistischen Station aufgenommen. Trotz größter Bemühung des Pflegepersonals machte Herr Max wenig Fortschritte, um in seinen Lebensaktivitäten eigenständiger zu werden. Bei der Pflegevisite sind eine Trainerin für Basale Stimulation® und eine Bobath-Therapeutin fachberatend anwesend. Beide kommen aufgrund ihrer speziellen Fachkenntnisse zu dem Ergebnis, dass die geringen Fortschritte maßgeblich mit den Wahrnehmungsstörungen verbunden sind. Im Nachgespräch werden Maßnahmen wie Handling und Transfer nach Bobath, sowie tägliche basalorientierte Körperpflege nach Bobath empfohlen und erläutert. Da diese speziellen Pflegekenntnisse nicht allen Mitarbeiterinnen der Station bekannt sind, unterstützen die Fachberaterinnen die veränderten Maßnahmen. Weiterhin wird dieses Defizit an die Fortbildungsbeauftragte weitergeleitet, um ein entsprechendes Schulungsangebot zu installieren.

Die Stationsleitung bei der Pflegevisite?

Die generelle Teilnahme der Stationsleitung an der Pflegevisite wird vorwiegend vom Pflegemanagement positiv bewertet, da sie als Managerin der Station fungiert. Kritisch betrachtet beinhaltet die generelle Teilnahme der Stationsleitung Aspekte, die eher auf Zeiten der Funktionspflege zurückzuführen sind.

In der Bereichspflege übernimmt die jeweilige Bezugspflegekraft eigenverantwortlich alle Aufgaben, die mit der Pflege der ihr anvertrauten Patientinnen zusammenhängt. Die Bezugspflegekraft ist somit die Managerin eines begrenzten Pflegebereiches der Station. Sie kann auch den Bedarf der Pflegevisite in „ihrem" Bereich ermitteln und eigenverantwortlich die Pflegevisite „ihrer" Patientinnen veranlassen und führen.

Die Stationsleitung kann auf Wunsch der Mitarbeiterinnen in unterstützender Funktion einbezogen werden. Allgemein übernimmt sie m.E. jedoch eher die Gesprächsrolle bezüglich personeller und materieller Stationsrahmenbedingungen, stationären Fortbildungsbedarf etc., die sich bezüglich der Pflegevisite ableiten lassen.
Bei Entscheidungen, wie z.B. Konsil einer Fachberaterin und evtl. entstehende Kosten, ist der Informationsaustausch selbstverständlich. Eine praktizierbare Variante könnte die Teilnahme der Stationsleitung an dem Vor- und Nachgespräch der Pflegevisite sein. Durch die Teilnahme an dem Vor- und Nachgespräch erhält sie einen Gesamtüberblick und kann Maßnahmen, die in ihrem Aufgabenbereich fallen, aufnehmen.

Ist die Pflegedienstleitung bei der Pflegevisite notwendig?

Vorwiegend wird die Rolle der Pflegedienstleitung als Prüferin mit Kontrollfunktion verstanden. Diese Intention wird jedoch kaum motivierend auf die Mitarbeiterinnen wirken und weder den offenen Austausch noch die Kooperation fördern. Im Vordergrund sollte meines Erachtens nach der patientenorientierte und fachliche Gesprächsaustausch stehen.

Die Pflegedienstleitung sollte nicht generell an der Pflegevisite sondern je nach Wunsch und Bedarf eher punktuell teilnehmen. Die punktuelle Teilnahme kann folgende Vorteile bewirken:

Die Pflegedienstleitung kann einen guten Einblick in die aktuellen Probleme, das Pflegeverständnis, die fachlichen Qualifikationen, die Motivation oder auch Demotivation ihrer Mitarbeiterinnen erhalten. Weiterhin werden Aspekte des Organisationsablaufes, des Fortbildungsbedarfes, der personellen, materiellen und baulichen Art der jeweiligen Station transparenter. Dadurch werden Situationen, die Handlungsbedarf erfordern, für die Pflegedienstleitung direkt erfahrbar. Sie kommt dem „Pflegealltag" wieder näher.

Auch die Pflegekräfte werden mit der Zeit eine veränderte Beziehung zur Pflegedienstleitung aufbauen, welche durch einen konstruktiven Austausch geprägt ist. Oftmals wird die Pflegedienstleitung als fachberatende Pflegeperson bei der Pflegevisite beschrieben. Pflegekräfte der Station erwarten teilweise eine „allwissende" Pflegedienstleiterin. Doch seien wir realistisch, welche Pflegedienstleitung würde sich spontan in der Lage fühlen, kurz die mit der Pflegeplanung zusammenhängenden Faktoren zu erläutern, Transfermöglichkeiten nach Bobath aufzuzeigen, kinästhetische Handgriffe vorzuführen und anschließend die atemstimulierende Einreibung zu erklären?

Dieser Blickwinkel setzt nicht nur die Auseinandersetzung mit neuen Pflegeerkenntnissen voraus, sondern vor allem, dass die Rolle der Pflegedienstleitung bei der Pflegevisite klar definiert und den Mitarbeiterinnen transparent dargestellt wird.

Für das „Allroundwissen" sollten die beschriebenen Fachberater einbezogen werden: „Jede Mitarbeiterin fungiert in ihrem Fachgebiet". So können alle Bereiche von den unterschiedlichen Qualifikationen profitieren und diese im Interesse der Patientinnen nutzen, ohne sich dabei selbst zu überfordern.

Aspekte zur Gestaltung der Pflegevisite

Wie soll eine Pflegevisite durchgeführt werden? Hierzu kann die folgende Darstellung als Anregung dienen.

Häufigkeit der Pflegevisite

Zeitliche Aspekte und Rahmenbedingungen dürfen auf gar keinen Fall außer Acht gelassen werden! Hierbei muss eine Balance zwischen Ideal und Realität angestrebt werden. Eine kombinierte Form von *regelmäßiger* und *aktueller* Pflegevisite erscheint mir daher empfehlenswert.

- **Regelmäßige Pflegevisite:** Die Pflegevisite findet an einem regelmäßig festgelegten Termin statt. Realistisch erscheint die Durchführung von ein- bis zweimal im Monat. In Therapiezentren und Behinderteneinrichtungen erscheint eine häufiger durchgeführte Pflegevisite durchaus sinnvoll. Der Zeitaufwand richtet sich nach Patientenanzahl und Umfang der bestehenden Problematiken.

- **Aktuelle Pflegevisite:** Diese Form findet aktuell und bedarfsorientiert statt; z.B. wenn aktuelle pflegerische Probleme mit Lösungsschwierigkeiten verbunden sind, und eine fachliche Beratung sinnvoll erscheint. Bei der Durchführung sind die Bezugspflege- bzw. Bereichspflegekräfte und Fachberaterinnen anwesend. Die Pflegedienstleitung wird informiert, ihre Anwesenheit ist nicht zwingend.

Ablauf der Pflegevisite

Wie soll nun die Ausführung der Pflegevisite aussehen?

1. Vorbesprechung

Die Bezugs- bzw. Bereichspflegekraft informiert anhand der erhobenen Pflegeanamnese/Informationssammlung/Biographie und der aktuellen Pflegedokumentation über die Patientin. Sie erläutert die bestehenden Pflegeprobleme, benennt die geplante Pflegezielsetzung, erläutert die Pflegemaßnahmen und *formuliert die konkreten Fragestellungen, auf die sich die Pflegevisite ausrichten soll.*

2. Pflegevisite mit der Patientin

Die Patientin ist ein aktives Mitglied und wird nach aktuellem Gesundheitszustand fachgerecht einbezogen. Der Pflegeverlauf wird mit der Patientin besprochen. Evtl. werden Lösungsangebote und -möglichkeiten aufgezeigt.

3. Nachbesprechung

Die Nachbesprechung dient der Ergebnissicherung, Reflexion und Einleitung von Lösungsmöglichkeiten. Neue Aspekte der Patientenbetreuung und Verbesserungsvorschläge werden gesammelt und daraus konkrete Veränderungen abgeleitet. Die ggf. veränderten Problemformulierungen und Zielsetzungen werden definiert, Pflegemaßnahmen umgestellt. Werden Fachberaterinnen konsiliarisch oder zur weiteren Betreuung als sinnvoll erachtet, wird die Terminabsprache festgelegt. Der Patientin werden die Ergebnisse der Nachbesprechung erläutert.

4. Dokumentation

Die Pflegevisite darf nicht nur mündlich erfolgen, sondern muss fester Bestandteil des Dokumentationssystems sein um die Transparenz zu gewährleisten, die Ergebnissicherung verbindlich zu gestalten und qualitätssichernde Aspekte und Leistungen nachweisen zu können. Das Dokumentationsformular der Pflegevisite sollte folgende Aspekte enthalten:

- Klare Darstellung des Sachverhaltes, Problems, Fragestellung
- Verbindliche Lösungen, Maßnahmen
- Differenzierte Darstellung der Übernahme von Aufgaben
- Unterschrift/en der Pflegekräfte.

Ergebnisse der Pflegevisite fließen bei Schichtwechsel selbstverständlich in die Pflegeübergabe ein.

Deutlicher
Jeden Montag und Donnerstag kommen sie zur Besichtigung des Patienten-Gutes
Visite genannt.
Dreizehn Würdenträger, angetan mit den schneeweißen Rüstungen ihrer fachlichen Kompetenz und formalen Autorität.
Einer zelebriert das Ritual, zwei sekundieren.
Und der Rest?
Schaut gelangweilt zum Fenster hinaus, vertieft sich ins Privatgespräch oder erzählt flüsternd die neuesten Witze.
Claudio Kürten
(Mit freundlicher Genehmigung des Autoren. Claudio Kürten: Texte zur Patientenwirklichkeit. 3. Aufl. CK-Verlag Hann. Münden, 1987)

Rahmenbedingungen

Da sich die Pflegevisite auf Pflegeprobleme, Ressourcen, Pflegeziele und Pflegemaßnahmen der Patientin bezieht und diesen Prozess hinsichtlich der Pflegewirkung überprüft, sollte vor der Einführung der Pflegevisite verbindlich mit Pflegeplanung gearbeitet werden. Pflegekräfte müssen in der Erfassung von Ressourcen und Pflegeproblemen geschult sein. Sie müssen die Pflegeziele festlegen und geeignete Pflegemaßnahmen ableiten können, bevor der gesamte Prozess in der Pflegevisite auf die Wirkung hin reflektiert und beurteilt wird.

Einige Autoren betrachten die Pflegevisite als unterstützenden Faktor, um Pflegeplanung einzuführen oder empfehlen die parallele Einführung. Ich finde es sinnvoller, sich auf ein Projekt zu konzentrieren. Die Gefahr der Überforderung und des Motivationsverlustes wird so möglichst gering gehalten. Ist ein Projekt erfolgreich beendet, kann der nächste Veränderungsschritt angegangen werden, z.B. arbeitet eine Station verbindlich mit der Pflegeplanung und Pflegeübergabe am Klientinnenbett, kann mit der Einführung der Pflegevisite begonnen werden.

Durch die Einführung der Pflegeplanung und veränderten Gestaltung der Pflegeübergabe im Pflegealltag wird eine maßgebliche Vorarbeit bezüglich der Pflegevisite geleistet: Prozesshaftes Denken und Handeln wird gefördert, Pflegehandlungen reflektiert und beurteilt.

Wie etwas wirkt, akzeptiert und integriert wird, hängt maßgeblich von dem Konzept der Einführung ab! Geben wir uns die Zeit, Veränderungsprozesse nachvollziehbar zu gestalten!!

Vielleicht sind Sie jetzt enttäuscht, da die genannten Rahmenbedingungen in Ihrer Institution noch nicht vorliegen? Lassen Sie sich nicht verunsichern, wohl kaum eine Institution des Gesundheits- und Krankenbereiches wird über ideale Rahmenbedingungen verfügen!

Ich sehe die Gefahr, dass Veränderungsprozesse unreflektiert aus anderen Ländern übernommen werden und deren Einführung stark beschleunigt wird. Ansätze anderer Länder können uns nachdenklich stimmen, zur Diskussion anregen und motivieren etwas zu verändern. Das Umsetzungskonzept muss jedoch die Rahmenbedingungen unseres Gesundheitssystems berücksichtigen.

Wir müssen die Ideen maßschneidern und nicht unreflektiert aufnehmen. Betrachten wir unsere Rahmenbedingungen und setzen uns Teilziele, kommen wir Schritt für Schritt der erhofften Veränderung ein Stück näher.

Was kann Pflegeplanung bewirken?

Immer noch ist die Diskussion über die Inhalte der Pflege und deren Profession aktuell.

Kennen Sie die Situation, in der der ärztliche Dienst leicht provokativ fragt, was Pflege überhaupt noch macht, der Küchenchef die Notwendigkeit verlängerter Essenszeiten nicht einsieht, der Arzt nicht versteht, warum Visiten zu festen Zeiten stattfinden sollten, die Röntgenabteilung Terminabsprachen mit dem Pflegedienst für nicht erforderlich hält, die Physiotherapie an den Wochenenden nicht fortgeführt werden, Pflegematerialien fehlen, und alle Aufgaben, die von keiner Berufsgruppe übernommen werden, vom Pflegedienst übernommen werden sollen?

Im Tagesgeschehen steht der funktionale Ablauf bis jetzt leider noch im Vordergrund. Die Pflege hat sich dieser Situation anzupassen. Patientinnen und Pflegepersonal spüren die Auswirkungen. Alle sind diese Missstände gewöhnt, die fächerübergreifenden Berufsgruppen wollen selten ihre „Privilegien" aufgeben.

Was soll Pflegeplanung daran ändern? Wie soll Pflege individuell und geplant sein, wenn funktionelle Rahmenbedingungen den Alltag bestimmen? Wie soll z.B. Kontinenztraining zu festen Zeiten durchgeführt werden, wenn die betreffende Pflegekraft und die Patientin nicht wissen, wann welche Untersuchung erfolgt? Wie soll die Bezugs- bzw. Bereichspflegekraft individuell pflegen, wenn sie in ihrer Planung immer wieder fremdbestimmt wird; z.B. wie kann sie die individuelle

Waschgewohnheiten berücksichtigen, wenn die Visite täglich zu einem anderen Zeitpunkt stattfindet?

Pflege ist erschwert planbar, wenn die Rahmenbedingungen nicht abgestimmt sind! Die gesetzliche Forderung „nach einem ganzheitlichen Pflegekonzept" macht eine Neustrukturierung unumgänglich. Wie soll Pflege überhaupt irgendein Konzept verfolgen, wenn sie nur fremdbestimmt fungiert?

Auch wenn wir schon lange diese Umstrukturierungsnotwendigkeit formuliert haben, oftmals fehlten Argumente und handfeste Grundlagen. Allein unsere Pflegeauffassung konnte die festen Mauern der Rahmenbedingungen nicht erschüttern. Die gesetzliche Regelung bietet die Chance, dass diese Defizite ausgeglichen werden, denn die Verpflichtung zur Qualitätssicherung betrifft den Gesamtkomplex der Institution. Pflegeplanung ist dabei behilflich, diese Defizite bewusst und transparent zu machen. Sie bietet Argumente und Gründe für die erforderlichen Umstrukturierungen. Weiterhin belegt die Pflegeplanung schriftlich, welche Leistungen wir erbringen und was Pflege gewährleistet. Das stärkt nicht nur unsere Argumentation, sondern zeigt unsere Eigenständigkeit und unser hohes fachliches Wissen auf. Pflegeplanung unterstützt damit die von uns seit Jahren geforderte berufspolitische Anerkennung! Sollten Sie wieder leicht provokativ gefragt werden, was Pflege eigentlich noch macht, legen Sie die Pflegeplanung vor!

Pflegeplanung macht transparent, was im Mittelpunkt einer Institution steht: *Die Patientin!*

Dem Handlungsbedarf aufgrund der gesetzlichen Forderung, können sich auch fächerübergreifende Berufsgruppen in Zukunft schwerlich entziehen. Pflegeplanung wird somit zu einer Partnerin auf dem Weg zur Emanzipierung unserer Berufsgruppe und der Patientinnen.

„Schwierigkeiten, Widerstände und Kritik sind dazu da, überwunden zu werden, und es liegt eine besondere Freude darin, ihnen ins Gesicht zu sehen und siegreich hervorzugehen ..."
(Vijaya Lakshimi Pandit)

Aber Pflegeplanung bewirkt noch mehr. Sie hilft, unsere eigene Arbeitsweise zu reflektieren, gibt neue Anstöße, stellt festgefahrene Strukturen in Frage, gibt Selbstvertrauen und motiviert Veränderungen in Angriff zu nehmen.

„Wir werden immer siegen, solange wir nicht vergessen, wie man dazulernt."
(Rosa Luxemburg)

Die DRG´s kommen in die Krankenhäuser

Die aktuellsten Diskussionen in der Pflege kreisen um die DRG´s. DRG bedeutet Diagnosis Related Groups, d.h. diagnosebezogene Fallgruppen. Dafür wird das australischen Patienten-Klassifikationssystem zugrunde gelegt.

DRG´s beinhalten Krankenhausleistungen, die fallbezogen dargestellt werden. Das bedeutet, dass die Patienten mit ähnlichen Erkrankungen/Therapien gleichartige Kosten in der stationären Behandlung verursachen, in einer DRG zusammengefasst werden (vgl. Ott, S. 354). Damit wird ein pauschales Entgeldsystem eingeführt.

Verschließen Sie nicht die Augen, denn bei dieser Tatsache handelt es sich nicht um ferne Zukunftsmusik, ab 2003 sollen die DRG´s das geltende System der Krankenhausfinanzierung sein.

Es wird eine festgelegte Anzahl von DRG´s in Deutschland geben, lt. verschiedener Autoren ca. 600–800 Fallgruppen. Jeder Patient kann nur einer DRG zugeordnet werden. Dadurch wird die Ermittlung von Nebendiagnosen unverzichtbar, z.B.: Hauptdiagnose: Pneumonie, Nebendiagnose: Diabetes mellitus. Auch vorbestehende Einschränkungen, z.B. Zustand nach Apoplektischer Insult, Amputationen, Behinderungen müssen aufführt werden (vgl. Ott, S. 355).

Vielleicht fragen Sie sich jetzt, was die Pflege damit zu tun hat. Da jeder Behandlungsfall nur einer Diagnose zugeordnet werden kann, ist die *exakte Dokumentation und Kodierung* erforderlich.

Für uns Pflegekräfte ist es damit wichtiger als je zuvor, die Pflegedokumentation zu überprüfen. Gleiches gilt für den ärztlichen Dienst und alle Mitarbeiterinnen des therapeutischen Teams. Für jeden Behandlungstag muss deutlich werden, warum die besonderen Mittel des Krankenhauses erforderlich waren.

Alle pflegerischen Maßnahmen müssen dokumentiert sein. Worthülsen, wie z.B. „nichts besonderes“, müssen vermieden werden, weil der Eindruck entstehen kann, dass die Patientin nicht mehr pflegebedürftig sei.

Weiterhin müssen Angaben der pflegerischen und ärztlichen Dokumentation und der weiteren Mitarbeiterinnen des therapeutischen Teams übereinstimmen und dürfen keine widersprüchlichen Aussagen enthalten.

Nach Meinung einiger Fachautoren könnten pflegerische Leistungen auch durch eigene Pflegediagnosen belegt und bei der Vergütung berücksichtigt werden. Bislang wird vom Gesetzgeber aber nichts dergleichen geplant. Da in Deutschland die wissenschaftlichen Grundlagen noch nicht gegeben sind und die Zeit bis zur Einführung der DRG´s sehr knapp ist, halte ich diese Ansichtsweise für idealistisch.

Unwiderruflich ist, dass die Pflegeleistungen exakt dargelegt werden müssen. Damit wird eine 100%ige Dokumentation unumgänglich.

Bei der elektronischen Patientenakte müssen prozessgestützte Pflegeplanung und -dokumentation einbezogen werden. Das schließt bewährte Systeme wie Pflegestandards und diagnoseorientierte Standardpflegeplanung mit ein (vgl. Gratias, Jost, Schmithausen. S. 950).

Pflege muss sich bewusst sein, dass sehr viel Energie notwendig ist, um aus dem Prozess nicht ausgeschlossen zu werden.

Es ist eine hohe Anforderung an den Deutschen Pflegerat (DPR), aber auch an die Arbeitsgemeinschaft Leitender Krankenpflegepersonen (BALK/Mitglied im DPR), um die gesetzliche Möglichkeit der Mitwirkung zu nutzen (siehe unten).

Die Bundesärztekammer hat die Möglichkeit der Stellungnahme bezüglich medizinischer Fragen eingeräumt.
... gleiches gilt entsprechend für einen Vertreter der Berufsorganisation Krankenpflege (§ 17, Abs. 2/Satz 3 KHG).

Letztens ist in diesem Kontext jedoch jede einzelne Pflegekraft gefragt, **jetzt** die erforderliche Dokumentation „auf Vordermann“ zu bringen!

Zum Abschluss möchte ich die Autoren R. Gratias, S. Jost und D. Schmithausen zitieren, die den Sachverhalt auf einen deutlichen Nenner bringen:

„Wer nicht aufschreibt, wird bestraft und bekommt für erbrachte Leistungen kein Geld.“

6 Lernzielkontrolle: Pflegeplanung, gewusst wie!

Auffrischung ... Spannung ... Wiederholung ... Lernen ... Spaß!

Sie können die Lernzielkontrolle allein durchgehen oder als Spiel mit ihren Kolleginnen gestalten.

Tipp: In gemütlicher, netter Runde lernt es sich angenehmer.

Bei Fragen, die Sie nicht beantworten können, werden Ihnen die anderen Spielteilnehmerinnen behilflich sein. Durch diesen gemeinsamen Austausch können Sie üben, reflektieren und Ihr Wissen überprüfen. Ich persönlich finde, dass diese Vorgehensweise nicht nur mit mehr Spaß verbunden ist, sondern halte sie auch für effektiver. Probieren Sie es einmal aus!

Möchten Sie die Lernzielkontrolle allein gestalten, können Sie die folgenden Sätze überschlagen und bei der Fragensammlung zur Lernzielkontrolle anknüpfen.

Möchten Sie die Lernzielkontrolle spielend gestalten, lesen Sie bitte die folgenden Informationen.

Spielmaterialien

Sie können ein „Mensch-ärgere-Dich-nicht" oder „Trivial Pursuit" Spielbrett verwenden oder sich aus Tonpappe ein Spielbrett basteln. Für das Spielbrett benötigen Sie nur einen Start (gemeinsamen Start oder Einzelstart pro Person), Setzfelder und ein Ziel. Die Setzfelder können Sie beliebig gestalten mit Joker, Tricks und Fallen. Lassen Sie Ihren Ideen freien Lauf. Weiterhin benötigen Sie Setzsteine und einen Würfel. Die im Anschluss folgenden Fragen dienen als Spielgrundlage. Sie können diese direkt aus dem Buch ablesen oder auf Karteikarten übertragen. Die Fragensammlung kann durch selbstformulierte Fragen erweitert oder ersetzt werden.

Spielanleitung

- Alle Spielerinnen beginnen im Startfeld. Wer zuerst das Ziel erreicht, ist Gewinnerin. Damit ist das Spiel jedoch nicht beendet, der Rest der Gruppe bleibt weiter unter „Spannung".
- Die gewürfelte Punktzahl darf gesetzt werden. Natürlich hat die Sache einen Haken! Bevor Sie die Setzfelder vorrücken dürfen, müssen Sie eine Frage richtig beantworten. Ist die Frage falsch oder unzureichend beantwortet worden, geht

die gewürfelte Punktzahl verloren. Ist die Frage richtig beantwortet worden, darf die gewürfelte Punktzahl gesetzt werden.

- Wer stellt die Frage? Wer beurteilt, ob die Frage richtig oder unzureichend beantwortet wurde? Eine Mitspielerin stellt die Frage (z.B. die Person vor oder hinter Ihnen). Beurteilen kann jeweils eine vorher festgelegte Person (letzte oder nächste Mitspielerin) oder die gesamte Spielgruppe. Es sollten jedoch alle Teilnehmerinnen abwechselnd beurteilen und nicht nur eine Person der Spielgruppe.
- Landet die Spielerin auf evtl. eingebaute Joker (denken Sie sich Ihre Joker aus!), wird es richtig lustig z.B.:
  - Lustige fachfremde Extrafrage muss beantwortet werden.
  - Baum, der auf ein fortschreitendes Setzfeld führt, darf heraufgeklettert werden, ohne eine Frage beantworten zu müssen.
  - Smily, der es erlaubt zwei Felder vorzurücken.
  - Fluss, der nur mit einer bestimmten Punktzahl überquert werden kann.
- Kann die betreffende Person die Frage nicht beantworten, kann die Vorderperson Extrapunkte erhalten, indem sie die Frage beantwortet. Sollte sie auch keine Lösung wissen, geht die Frage wieder an deren Vorderperson und immer so weiter.
- Sollte die Gruppe keine Antwort wissen oder unsicher in der Entscheidung sein, ob eine Frage richtig/falsch beantwortet wurde, darf die Spielgruppe das entsprechende Kapitel aufschlagen und die Frage gemeinsam klären.

Viel Spaß!!

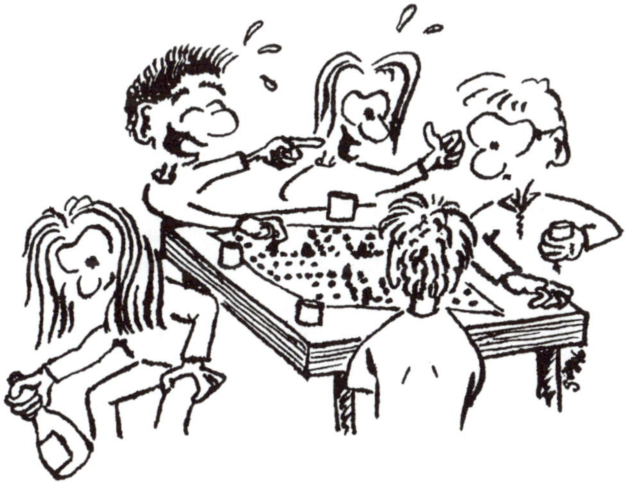

Fragensammlung zur Lernzielkontrolle

- Welche Bedeutung haben Pflegemodelle im Zusammenhang mit der Pflegeplanung?
- Welche Grundlage bietet ein Pflegeleitbild?
- Welche Arbeitsorganisationsform/en erscheinen sinnvoll, um Pflegeplanung effektiv umsetzen zu können? Begründen Sie Ihre Aussage!
- Erläutern Sie kurz, welche Zielsetzung Pflegestandards verfolgen!
- Erläutern Sie beispielhaft, warum die Informationssammlung/Pflegeanamnese bzw. Biographie für die geplante Pflege bedeutend ist?
- Was sollte bei einem Aufnahmegespräch unbedingt bedacht werden?
- Erläutern Sie anhand von drei Beispielen, welche Informationen für die Patientin von Bedeutung sein könnten. Begründen Sie Ihre Aussage!
- Vervollständigen Sie den folgenden Merksatz: In der Informationssammlung/Pflegeanamnese bzw. Biographie sollen die ... der Patientin erfasst werden! Nennen Sie ein Beispiel.
- Ist es notwendig, in allen Lebensbereichen die Gewohnheiten der Patientin zu erfassen? Begründen Sie Ihre Aussage!
- Wann müssen Lebensgewohnheiten bei Erwachsenen in Erfahrung gebracht werden?
- Welche Informationen, bezüglich der Lebensgewohnheiten, benötigen Sie bei Kindern zusätzlich?
- Nennen Sie je zwei Beispiele für objektive und subjektive Informationen!
- Definieren Sie den Begriff „Ressource".
- Nennen Sie vier mögliche Ressourcen.
- Erläutern Sie, welchen Stellenwert den Ressourcen beigemessen wird und begründen Sie Ihre Aussage!
- Definieren Sie den Begriff „Pflegeproblem"!
- Nennen Sie zwei Beispiele für ein Pflegeproblem!
- Wie soll ein Pflegeproblem grundsätzlich formuliert sein?
- Warum ist eine eindeutige und klare Problemformulierung wichtig?
- Für welchen Schritt ist die klare Problemformulierung Voraussetzung?
- Pflegeproblem: Mobilisation eingeschränkt. Nehmen Sie Stellung zu dieser Problemformulierung!
- Was wird unter generellen Pflegeproblemen verstanden?
- Was sind individuelle Pflegeprobleme?
- Bei Frau Müller besteht das generelle Pflegeproblem Dekubitus. Leider hat sich ein Dekubitus ersten Grades manifestiert. Was müssen Sie bedenken?
- Was wird unter einem Pflegeziel verstanden?
- Was ist bei der Pflegezielformulierung zu beachten, damit das Pflegeziel erreichbar ist?

- Erläutern Sie die Begriffe Fernziel und Nahziel!
- Welche Zielformulierung soll in der praktischen Pflegeplanung Anwendung finden? Begründen Sie Ihre Antwort!
- Pflegeziel: kein Dekubitus. Warum ist die Formulierung nicht wünschenswert?
- Was muss aus einer Pflegemaßnahmenformulierung ersichtlich sein?
- Erklären Sie, warum die Einbeziehung der Ressourcen bei der Planung der Pflegemaßnahmen zu beachten ist!
- Erläutern und begründen Sie die Aussage: „Die festgelegten Pflegemaßnahmen sind verbindlich"!
- Warum kann die Integration von Pflegestandards die Dokumentation der Pflegemaßnahmen erleichtern?
- Wann darf von festgelegten Pflegemaßnahmen im angegebenen Pflegestandard abgewichen werden? Wie dokumentieren Sie diese Abweichung?
- Was soll aus der geplanten Pflegemaßnahme für das gesamte Pflegeteam ersichtlich sein?
- Was geschieht in der Durchführungsphase und worauf ist zu achten?
- Warum ist die Beurteilung der Pflege/Zielkontrolle wichtig?
- Nennen Sie drei mögliche Gründe, warum ein Pflegeziel nicht erreicht wurde!
- Welche Maßnahmen ergreifen Sie, wenn ein Pflegeziel nicht erreicht wurde?
- Nennen Sie 2 Vorteile der Pflegeübergabe mit der Klientin!
- Nennen Sie 2 Nachteile der Pflegeübergabe mit der Klientin!
- Beschreiben Sie die grundlegenden Unterschiede zwischen der Pflegeübergabe mit der Klientin und der Pflegevisite!
- Welche Funktion erfüllt der Pflegebericht?
- Welcher Grundsatz gilt als allgemein gültig für die gesamte Pflegedokumentation?
- Nennen und erläutern Sie die W-Fragen!
- Welche Fragen sollten Sie sich bei jeder pflegerischen Dokumentation stellen?
- Nehmen Sie Stellung zu folgender Dokumentation im Pflegebericht: „Wurde gelagert, hat 10 Tropfen Haldol® erhalten, sonst nichts Besonderes"!
- Wie wird aus juristischer Sicht die fehlende oder nicht regelmäßige Dokumentation beurteilt?
- Ihnen fällt auf, dass der Pflegebericht von Frau Klemner mit Bleistift geschrieben wurde und eine Eintragung mit Tipp-Ex® gelöscht wurde. Nehmen Sie dazu Stellung!
- Was wird unter einem Pflegeentlassungsbericht verstanden? Welchen Zweck erfüllt der Bericht?
- Welche Aspekte sollten im Pflegeentlassungsbericht berücksichtigt werden?

Sie suchen die Antworten? Ich habe bewusst keine Antworten aufgezeigt. Sie wissen die Lösungen! Sollten Sie unsicher sein, lesen Sie im entsprechenden Kapitel nach.

7 Aus der Praxis für die Praxis: Fallbeispiele und Übungsbeispiele zur Pflegeplanung

Die dargestellten Fallbeispiele wurden vorwiegend in der Pflegepraxis erstellt und sollen Ihnen helfen, die gewonnenen Kenntnisse einzuüben bzw. anzuwenden.

Dem ersten Beispiel folgt zur besseren Transparenz eine praktische Pflegeplanung. In der praktischen Pflegeplanung sind die individuellen Probleme aufgeführt. *Die praktische Pflegeplanung beläuft sich nicht immer über die dargestellte Länge. Für Übungszwecke hielt ich genauere Angaben jedoch für angebracht. Lassen Sie sich von der Länge der Pflegeplanung nicht abschrecken!*

Da das dargestellte Beispiel sehr umfassend ist, erscheint auch die Länge der Pflegeplanung umfassend. Verkürzen lässt sich die Maßnahmenspalte durch prinzipielles Aussparen z.B. vom Aufführen der Aufklärungs- und Informationsgespräche. Dies gehört zu den selbstverständlichen pflegerischen Grundlage. Weiterhin kann durch vermehrte Standardangaben eine Verkürzung erreicht werden. Die genaue Maßnahmenbeschreibung erfolgt nicht mehr in der Pflegeplanung, da sie im Standard bereits enthalten ist. In der Praxis hat sich bewährt, nicht gleich alle Probleme anzugehen, sondern Prioritäten zu setzen, um die Patientinnen nicht zu überfordern. Die weiteren Fallbeispiele sind für kürzere Pflegeplanungen ausgelegt.

Tipps zum Einüben

- Gehen Sie schrittweise vor. **Sie müssen nicht gleich eine komplette Pflegeplanung erstellen.** Beispielsweise können Sie die Übung damit beginnen, nur **drei** Pflegeprobleme mit den jeweiligen Ressourcen, Pflegezielen und entsprechenden Pflegemaßnahmen herauszuarbeiten (Hauptprobleme!).
- Die Fallbeispiele können einzeln, zu zweit oder in Gruppen bearbeitet werden. Versuchen Sie ein Fallbeispiel mit z.B. einer Kollegin zu bearbeiten. Bei dieser Vorgehensweise können Sie sich gegenseitig unterstützen und die erstellte Pflegeplanung intensiver hinterfragen. Pflegeplanung ist Teamarbeit!
- Bedenken Sie beim Lesen der Fallbeispiele, dass diese nie die Gesamtheit der Pflege darstellen können, daher werden immer Fragen offen bleiben. Beschränken Sie sich nicht auf die Fallbeispiele, sondern versuchen Sie ihr Wissen im „Pflegealltag" zu integrieren!
- Sie können die Umsetzung schrittweise üben: z.B. für **eine** Patientin **ein** hauptsächliches Pflegeproblem mit den zugehörigen Ressourcen, Zielsetzung und

entsprechende Pflegemaßnahmen aufstellen. Diese begonnene Pflegeplanung können Sie nach und nach ergänzen. Sie werden sehen, schnell ist die Pflegeplanung komplett, und es war weder schwer noch sehr zeitaufwendig.

Ihre Kolleginnen werden Ihnen interessierte Blicke über die Schulter werfen und damit werden Sie vielleicht das erste Eis brechen. Mit etwas Geduld werden Sie sicherlich die eine oder andere Kollegin überzeugen „mitzumachen".

Viel Erfolg!

Übrigens: Im Durchschnitt wurde, mit etwas Übung, ca. eine halbe Stunde für die Erstellung einer praktischen Pflegeplanung benötigt.
Durch die Anwendung des integrativen Kurvensystems, in welcher die Pflegeplanung integriert und die Erhaltungsziele nicht mehr direkt im Pflegeplanungsformular dokumentiert werden, konnte der Zeitaufwand weiter reduziert werden.

Fallbeispiel 1: Internistische Pflege

Tipp: Bei diesem Beispiel können Sie die von Ihnen erstellte Informationssammlung als Hilfestellung verwenden.

Herr Manfred Müller, 69 Jahre, 173 cm groß, 73 kg schwer, wurde am 17.3. vom Notarzt in Ihre Klinik eingewiesen.

Seine Ehefrau Maria, 62 Jahre alt, erkannte am Morgen, dass es ihrem Mann plötzlich schlecht ging. Er hatte eine graue Gesichtsfarbe und schweißige Hände. Auf ihre Zurufe reagierte er nicht.

Es wurde ein apoplektischer Insult diagnostiziert, der eine schlaffe Lähmung der gesamten rechten Seite und eine Aphasie zur Folge hatte. Als Ursache der Apoplexie stellte sich eine starke Bradykardie heraus, unter welcher der Patient seit mehreren Jahren leidet (Pulsfrequenz: 40–50/Min.). Aufgrund der Bradykardie und des damit verbundenen verlangsamten Blutflusses kam es zu einer Gerinnselbildung in der linken Herzhälfte, das in die linke Hirnhälfte wanderte.

Da die Bradykardie auf medikamentösen Wege nicht ausreichend behandelt werden kann, soll Herr Müller am 19.3. einen Herzschrittmacher implantiert bekommen.

Herr Müller weist einen guten Allgemein- und Ernährungszustand auf.

Die Lähmung des rechten Beines ist bereits rückläufig, der Arm weist weiterhin eine schlaffe Lähmung auf.

Die Sprache ist teilweise verwaschen und schwer verständlich. Er reagiert auf Ansprache, ist jedoch zeitweise zeitlich und örtlich desorientiert und versucht aus dem

Bett zu gelangen. Die Aphasie behindert ihn stark. Herr Müller reagiert auf diese Einschränkung zum Teil ungeduldig. Seine Ungeduld äußert sich in Form von Wut und Traurigkeit. In diesen Phasen schlägt er mit der nicht betroffenen Hand auf das Bett bzw. den Nachttisch oder wendet sich traurig ab.

Sehr betroffen ist er über seine momentane Urininkontinenz, manchmal weint er nach dem Betten.

Herr Müller ist stark kurzsichtig, seine Brille setzt er auch im Bett auf.

Nach Aufforderung wäscht er sich den Oberkörper eigenständig, vergisst jedoch, die betroffene Körperhälfte einzubeziehen.

Zurzeit besteht noch die verordnete Bettruhe, er soll aber ab 20.3. mobilisiert werden. Die physiotherapeutische Abteilung und die Logopädie wurden informiert.

Herr Müller hat eine Oberkieferzahnprothese. Beim Essen kommt es teilweise zu Schluckstörungen, vor allem wenn er sich zur Eile getrieben fühlt.

Er lebt mit seiner Ehefrau und der Katze Max in einem Einfamilienhaus am Stadtrand. Ihr gemeinsamer Sohn lebt mit seiner Frau im Nachbarort. Besonders stolz ist er auf seine zwei Enkelkinder; Lena (3 Jahre) und Hendrik (1 Jahr). Den Kontakt bezeichnet er als gut. Herr Müller genießt, nach Aussagen seiner Ehefrau, das Rentnerleben. Früher war er als Bankangestellter tätig.

Er steht früh auf (meist gegen 6.30 Uhr) und holt regelmäßig Brötchen zum Frühstück. Am Morgen liest er gewöhnlich die Tageszeitung, um zu wissen, was in der Welt geschieht. Tagsüber beschäftigt er sich gern im Garten oder seinem Gewächshaus. Nach dem Mittagessen zieht er sich regelmäßig „ein Stündchen" zum Mittagsschlaf zurück. Abends schaut er gern ein bis zwei Stunden fern und hört klassische Musik. Am liebsten isst er deftige Hausmannskost, auf gar keinen Fall mag er Brei oder Pudding. Er trinkt mit Vorliebe Milchkaffee und Pfefferminztee. Herr Müller ist Nichtraucher und trinkt gelegentlich ein Bier.

Besonderen Wert legt er nach Auskunft seiner Frau auf sein gepflegtes Äußeres. Er ist es gewohnt jeden zweiten Tag zu duschen und benutzt täglich eine Mundduschse zur Mund- und Zahnhygiene.

Herr Müller war im Kindesalter Linkshänder und wurde in der Schule zum Rechtshänder „umerzogen". Daher kann Herr Müller Tätigkeiten, wie Brot schneiden, Schrauben anziehen beidseitig ausführen; vornehmlich benutzt er jedoch die rechte Hand, mit der linken Hand kann Herr Müller nicht schreiben.

Es besteht eine Pflasterallergie gegen braunes Heftpflaster und eine Allergie auf menthol- und eukalyptushaltige Präparate.

Die Haut ist trocken, weist aber keine Läsionen oder Rötungen auf. Herr Müller hat eine Braunüle am linken Handrücken.

Vitalwerte vom 17.3.: RR 140/80 mmHg, Puls 46/Min., Temp. 36,8 °C.

(Mit freundlicher Genehmigung von Andrea Braig, modifiziert durch Birgitt Schröter)

Beispiel einer umfassenden praktischen Pflegeplanung (individuelle Pflegeprobleme)

Name:	Müller, Manfred	geb.:	15.5.1926	Station: **	Blatt-Nr.: 1

Dat.	Hz.	Nr.	Ressourcen/ Pflegeproblem	Pflegeziele	F	S	N	Pflegemaßnahmen	Kontrolle am:	Kontrolle (Datum/Hz.)
17.3.	Bu	**1.**	**Bewegen**					prinzipielles Anwenden des Bobath-Konzeptes		
		R:	kann li. Bein bewegen, Lähmung re. Bein rückläufig			x		18.3.: Aufklärung über Anwendung des Bobath-Konzeptes; Ehefrau integrieren		
			nimmt re. Körperhälfte nicht wahr	a) kennt Bobath-Konzept toleriert Hemiparese						
			kann seine Lage im Bett nicht selbständig verändern	b) integriert re. Körperhälfte in Handlungsmuster	x	x	x	2 stdl. lagern n. Bobath laut. Lagerungsplan, zum Drehen auf die Seite anleiten	tägl. u. 24.3	
				c) kann Bewegung einleiten, spastische Muster ist verhindert	x			KG lt. Kurve		
				d) intakte Haut	x	x	x	besonders auf Dekubituszeichen achten	tägl.	
								(Erhebung der Norton-, Waterloo-, bzw. Bradon-Skala®)		

Dat.	Hz.	Nr.	Ressourcen/ Pflegeproblem	Pflegeziele	F	S	N	Pflegemaßnahmen	Kontrolle am:	Kontrolle (Datum/Hz.)
17.3.	Bu	**2.**	**Kommunikation**							
		R:	reagiert adäquat auf Ansprache, Ehefrau berichtet vom Tagesgeschehen							
			ist nicht in der Lage, sich verbal verständlich zu machen; reagiert z.T. mit Trauer/Wut	a) kennt Ursache der Sprachstörung		x		19.3.: Aufklärung über Ursache der Aphasie u. Ablauf der Logopädie; Ehefrau einbeziehen		
			kann Wünsche, etc. nicht aufschreiben	b) ist motiviert, logopäd. Sprachübungen durchzuführen	x	x	x	Verständnis schaffen/ zeigen, versuchen Hemmungen abzubauen	tägl. 24.3.	
				c) kann sich mit einfachen Worten verständlich machen	x	x	x	ruhig, deutlich in einfachen Sätzen sprechen; keine „oder"-Fragen stellen		
					x	x	x	bei Wortfindungsschwierigkeiten auf richtige Ebene leiten, Zeit lassen (Sprechpausen/ Denkphase berücksichti-gen), nicht verbessern		
					x	x		klassische Musik u. Literatur anbieten		
						x		TV anbieten		

Dat.	Hz.	Nr.	Ressourcen/ Pflegeproblem	Pflegeziele	F	S	N	Pflegemaßnahmen	Kontrolle am:	Kontrolle (Datum/Hz.)
17.3.	Bu	**3.**	**Sicherheit**							
			versucht trotz Bettruhe aufzustehen	a) akzeptiert Bettruhe		x		17.3.: Info über Zweck der Bettruhe u. Dauer; Ehefrau integrieren		
					x	x	x	Bett tief stellen	tägl.	
17.3.	Bu	**4.**	**Waschen/Kleiden**							
		R:	wäscht sich nach Aufforderung Gesicht u. Oberkörper		x					
			kann Körperpflege nicht eigenständig durchführen, vergisst betroffene Seite	a) kennt Sinn der basalorientierten Bobath-Waschung	x	x		18.3.: Bobath-Waschung erklären, Ehefrau integrieren	19.3.	
				b) wäscht sich ohne Aufforderung Gesicht u. Oberkörper; integriert betroffene Seite	x			Übernahme der restlichen Körperpflege nach Bobath im Langsitz (Hinweis: Langsitz nur zur Körperpflege und Nahrungsaufnahme im Bett!), eigene Kleidung anbieten	tägl. u. 24.3.	
			kann Mund- und Zahnhygiene nicht allein durchführen, vergisst betroffene Mundhälfte	c) integriert betroffene Mundhälfte bei der Zahnpflege und Verwendung der Munddusche	x	x		Vor der Mund- und Zahnhygiene den Mund mit weicher Zahnbürste umstreichen und Tapping. Hilfestellung bei der Zahnpflege und Benutzung der Munddusche	tägl. u. 24.3.	tägl. u. 24.3.

Dat.	Hz.	Nr.	Ressourcen/ Pflegeproblem	Pflegeziele	F	S	N	Pflegemaßnahmen	Kontrolle am:	Kontrolle (Datum/Hz.)
17.3.	Bu	**5.**	**Essen/Trinken**		x			17.3.: Info über Ursache der Schluckstörung, Ehefrau integrieren		
		R:	kann li. Hand zur Nahrungsvor- und -zubereitung nutzen, besitzt Antirutschunterlage, Einhandbrettchen		x			17.3.: kennt Hilfsmittel: zeigen, erklären, Hilfestellung, Ehefrau integrieren		
			verschluckt sich (besonders, wenn zur Eile getrieben)	a) ist motiviert, Schlucktraining durchzuführen	x	x		zu den Mahlzeiten (Langsitz) aufsetzen, vor Nahrungsaufnahme Mund mit weicher Zahnbürste umstreichen u. Tapping	tägl.	
			kann Nahrung nicht alleine vorbereiten	b) kennt Anwendung der Hilfsmittel	x	x			19.3.	
			Nahrungsreste verbleiben unbemerkt in betroffener Wangentasche	c) kann sich Brot mit li. Hand allein bestreichen	x	x		bei den Mahlzeiten die Zubereitung mit Hilfsmitteln unterstützen	tägl. u. 24.3.	
				d) ist bei der Nahrungsaufnahme ruhig u. schluckt Nahrung ohne sich zu verschlucken	x	x		Schluckvorgang durch Ausstreichung in physiolog. Schluckrichtung unterstützen, Ruhige Atmosphäre schaffen	tägl. u. 24.3.	
				e) intakte Mundschleimhaut erhalten	x	x		morgens u. nachmittags Milchkaffee anbieten	tägl.	
						x		zwischendurch Zwieback mit Butter anbieten		

Dat.	Hz.	Nr.	Ressourcen/ Pflegeproblem	Pflegeziele	F	S	N	Pflegemaßnahmen	Kontrolle am:	Kontrolle (Datum/Hz.)
						x		abends Pfefferminztee u. gelegentlich Bier anbieten		
					x	x	x	bei Bedarf Getränke mit Quick+Dick® andicken		
					x	x		nach Mahlzeiten Mundpflege nach Standard B2		
17.3.	Bu	6.	**Ausscheiden**					Miktionskalender erstellen		
			weint teilweise nach Urininkontinenz	a) ist motiviert, Kontinenztraining durchzuführen	x x	x x	x x	Toilettentraining lt. Plan Unterstützung durch Streichen u. Klopfen oberhalb der Symphyse	18.3.	
			nimmt Harndrang nicht war	b) nimmt Harndrang wahr u. meldet sich	x	x		Haupttrinkmenge bis 17 Uhr, Klingel immer in Reichweite anbringen	24.3.	
					x	x	x	Regression entgegenwirken (nicht von Windeln sprechen)		
					x			Beckenbodentraining lt. Kurve durch KG		
							x	Molimed® Nässeschutz vorlegen		

Fallbeispiel 2: Konzeptorientierte Pflegeplanung am Beispiel demenziell erkrankter Menschen

(Gesamtes Kapitel mit freundlicher Genehmigung von Cilly Borgers/Haus Schwansen-Rieseby)

Konzept: „Integrative Validation" nach Richard (IVA)

Die Arbeit mit älteren Menschen, welche an einer Hirnleistungserkrankung, z. B. Alzheimer- oder der Multi-Infarkt-Demenz leiden, gehört zu den schwierigsten und anspruchsvollsten Aufgaben im Bereich der Pflege. Insbesondere der Umgang mit „Verwirrtheits" Phänomenen, die mit dem Fortschreiten der Demenz zunehmend zu Tage treten, fordert die Pflegeprofessionellen im starken Maße.

Eine der auffallendsten und ersten Kennzeichen einer beginnenden Demenzerkrankung sind neben den Störungen der Einprägefähigkeit und des Kurzzeitgedächtnisses die zunehmende Desorientiertheit der örtlichen, räumlichen, personenbezogenen und situativen Gegebenheit. Verbunden mit Einbußen geistiger Fähigkeiten geht auch zunehmend der Gegenwartsbezug verloren. Mit anderen Worten:

1. Verwirrte sind mit fortschreitender Demenzerkrankung immer weniger in der Lage, sich an der immer neu gestalteten Gegenwart zu orientieren.
2. Verwirrte neigen mit zunehmender Erkrankung immer deutlicher dazu, sich in ihre Vergangenheit „zurückzuziehen".
3. Dinge, die wir Verwirrten „doch eben erst sagten", sind von den betreffenden Älteren nicht eingeprägt worden, der Verwirrte kann diese Informationen in seinem Gedächtnis nicht abrufen, er kann sich nicht erinnern.

Aspekte der „Integrativen Validation" (IVA)

Es wird nicht länger von der Gegenwartsebene ausgegangen, sondern die Betreuer oder Pflegekräfte versuchen, sich in die „Zeit- und Erlebnisebene" des Verwirrten einzufühlen. Der verwirrte ältere Mensch kann sich aufgrund der fortschreitenden Hirnleistungsstörungen nicht länger in „unsere Realität" rückorientieren. Wir jedoch können in eine andere Realität abtauchen und den Verwirrten dort aufsuchen, wo er sich befindet. Wir können jederzeit wieder in unsere Realität zurück. Es besteht für uns keine Bedrohung. Mit anderen Worten: Wir versuchen, uns „in die Schuhe des Betroffenen, des Verwirrten zu stellen". Wenn ein älterer Mensch beständig zu seiner „Mama" möchte, dann hat diese Rückorientierung in seine frühe Kindheit für diesen Menschen eine tiefe Bedeutung und Wertigkeit. Wenn wir ihm mitteilen, dass seine Mutter, der er sich in diesem Moment emotional nahe fühlt, bereits gestorben ist, verletzen wir diesen älteren Menschen mit einer für ihn unglaublichen Mitteilung, die er in seinem Inneren darüber hinaus nicht nachfühlen kann, auch wenn für uns diese Mitteilung noch so sehr unserer Wahrheit“, der „Realität“ entspricht. Doch diese Realität schmerzt den Verwirrten. Er zieht eine andere, seine „innere Realität“ vor.

Entwicklung

Bei der Integration Validation (IVA) nach Richard handelt es sich um eine Weiterentwicklung der Validation nach Naomi Feil, die in den 60er-Jahren in den USA entwickelt wurde. IVA ist eine behutsame Umgehensweise mit demenzkranken älteren Menschen. IVA geht davon aus, dass die Grundlage des Kontaktes zu diesen Menschen darin besteht, ein vertrauensvolles Klima zu schaffen. Die betroffenen Älteren äußern ihre Gefühlsbefindlichkeiten direkt und spürbar. Das Verhalten so genannter „Verwirrter“ (und auch unseres) wird geleitet von Antrieben, die auf früh erlernte „Tugenden“ zurückgreifen (z. B. Pünktlichkeit, Pflichtbewusstsein). Wenn wir erlernen, diese Gefühle und Antriebe wahrzunehmen und sie wertschätzen, gewinnen wir das Vertrauen des kranken älteren Menschen. Gefühle und Antriebe zu validieren heißt, diese wertzuschätzen, anzunehmen und zu akzeptieren.

IVA hat eine Methodik zur Eröffnung des Gespräches mit demenzkranken Menschen entwickelt, die sich ausschließlich an den Gefühlen und Antrieben dieser Menschen orientiert.

- Die Methode ist leicht zu erlernen, sie bietet den betreffenden Pflegenden/Betreuerinnen eine hilfreiche Struktur und eine fruchtbare Handlungsorientierung.
- Die Methodik kann von einzelnen Mitarbeiterinnen, pflegenden Angehörigen bzw. dem gesamten Pflegeteam genutzt werden.
- Mittels dieser Methodik können Ergebnisse aus (Teil) Gesprächen über die Dokumentationen (für zukünftige Begegnungen bzw. für den Austausch im Team oder den pflegenden Angehörigen) nutzbar gemacht werden.

IVA vermeidet bei Kontaktaufnahme zu Gesprächsbeginn

- die Orientierung auf der Inhaltsebene
- Fragetechniken
- und ganz besonders Interpretationen.

IVA nutzt bewusst

- die Kraft und Vertrautheit von Allgemeingesprächen
- die Kenntnis von allgemeinem Sprachgebrauch (Sprichwörter, Volksweisheiten usw.)
- die Orientierung am aktuell gezeigten Gefühl bzw. Antrieb des demenzkranken älteren Menschen als begleitende Konstante des täglichen Umgehens und Begegnens.

Durch die Orientierung und das konkrete Vorgehen auf der Gefühlsebene kann eine starke Vertrauensbasis zum älteren Menschen geschaffen werden. Hieraus erwachsen viele Möglichkeiten

- Biographische Gespräche (weiter) zu führen
- Schlüsselbegriffe öffnen die Tür zu Erlebenswelten der Vergangenheit
- Persönliche Rituale und Gewohnheiten zu erfahren und leben zu lassen
- Temporäre Energieschübe zu erfassen und in den Alltag einzugliedern.

(Tagungsskript, Nicole Richard, Nordholz, 31863 Marianne 1998)

Diese Punkte sind bei der Planung der Pflege unter Einbeziehung der IVA wichtig.

Beispiel Frau M

Biographie

Frau M., 56 Jahre, ist in einer schönen flachen Seenlandschaft, die sie immer sehr liebte, aufgewachsen. Ihre Mutter war Schneiderin, der Vater war Arzt. Der Vater war ein strenger, cholerischer Mensch, die Mutter sehr kühl und wenig zu Hause. Das elterliche Haus wurde abgerissen, darunter hat Frau M. sehr gelitten. Sie war die jüngste von 3 Geschwistern. Den Bruder, der für sie Beschützerfunktion hatte, liebte sie sehr. Sie spielte gern im Park und lief gern Schlittschuh.

Schon früh wurde sie in die Pflicht genommen, um z.B. Botengänge zu machen. Insgesamt war die Erziehung sehr streng. Als positives Rollenmodell fungierte Tante Hedi, die sehr liebevoll zu ihr war. Ihre Freundinnen waren Gisela, Maralde und Juttelchen. Schlüsselwörter für Brot war „Löbchen“ und für Fleisch „Lav“. Als Kind hatte sie Angst vor Katzen und vor einem Mann im schwarzen Auto. Sie war Papas Liebling und ihre Schwester war Mamas Liebling. Sie besuchte ein reines Mädchengymnasium und begann mit 12 Jahren zu reiten. Auch auf Turnieren hatte sie Erfolg und verbrachte viel Zeit im Reitverein. Ein Foxterrier namens Alfie wurde überfahren, als sie mit ihrem Bruder spazieren ging.

xNach dem Tod des Vaters zog Frau M. nach Heidelberg. Der Reitlehrer Jens G. wurde später ihr 1. Ehemann, sie hatte ihn mit 16 Jahren kennen gelernt. Sie wurde Ärztin und setzte einige Jahre aus, um Tochter Nele (geb. 22.01.71) und Tochter Jo (geb. 24.11.72) großzuziehen. Sie war eine kompetente Ärztin, die auch in einer Krankenpflegeschule unterrichtete. Auch dort war sie sehr beliebt.

1975 trennt sie sich von Jens. Sie erzog die Kinder „antiautoritär“. Sie versuchte, eine offene Beziehung zu Jens zu halten. Eine aufregende Zeit mit vielen Partys. In der Kunstszene in Heidelberg war sie bekannt. Nach der Trennung hatte sie noch zwei Beziehungen (Ralf und Günter). Diese Namen erwähnte sie aber nie.

Durch die Kinder lernte sie zwei Freundinnen kennen, Maria und Gerda. Sie waren ihr bis zum Ausbruch der Krankheit wichtig.

1979 lernte sie ihren zweiten Mann Christian kennen. 1985 bekam sie dann einen Sohn, Julian. Sie erfüllte sich einen Traum und kaufte sich ein Pferd. Als die Ehe mit Christian auseinander ging, erlebte sie das als Niederlage. Es ging ihr sehr schlecht. Sie bekam eine Depression. In dieser Zeit begann auch ihre Vergesslichkeit. Das Gesundheitsamt bot ihr einen Kuraufenthalt an. Die Verwirrung wurde immer größer.

Vorlieben: Frau M. tanzte gern zu Rock-and-Roll-Musik, war im Kirchenchor und aß gern Schokolade (1–2 Tafeln am Tag). Am Wochenende machte sie gern Schaufensterbummel in Heidelberg.

Zu Beginn der Erkrankung hat sie gestrickt und gemalt. Sie verlor zunehmend das Interesse daran. Sie wohnte bei ihren Töchtern, dann folgte die Aufnahme im Pflegeheim.

Frau M., 56-jährige Bewohnerin, leidet an einer schwer wiegenden Alzheimer-Erkrankung im fortgeschrittenen Stadium. Seit Herbst 1998 ist sie im Pflegeheim wohnhaft, da der Pflegebedarf für die Töchter allein nicht mehr zu bewältigen war.

Laut Facharzt für Psychiatrie und Neurologie ist die medikamentöse Behandlungsmöglichkeit weitgehend ausgeschöpft.

Probleme bei Aufnahme

Desorientiertheit
Räumlich, örtlich, situativ, zur Person

Angst
erhöhte Anspannung, Übererregbarkeit, Ruhelosigkeit, Auf- und Abschreiten, ziellose Tätigkeiten

Aktivitätsintoleranz, potentiell
kognitive Defizite, erwartete Aktivitäten können nicht ausgeführt werden

Anpassung beeinträchtigt
kann in Problemlösungen und Zielsetzungen nicht einbezogen werden

Gesundheitsvorsorge ungenügend
Beeinträchtigte kognitive und emotionale Fähigkeiten/Wissensmangel, kann nicht selbständig für eine sichere gesundheitserhaltende Umgebung sorgen

Vergiftungsgefahr
Risikofaktoren: Medikamente werden als solches nicht erkannt, Lebensmittel werden von nicht essbaren Dingen nicht unterschieden

Kommunikation verbal beeinträchtigt
Bedürfnisse können oft nur am Verhalten abgelesen oder gedeutet werden. Informationen des Körpers oder der Umwelt können nicht mehr adäquat verarbeitet werden, die angemessene Übertragung an Informationen ist verhindert

Zunehmende nächtliche Unruhe

Agnosie
in allen Bereichen, Reizüberflutung führt zu unangemessenen Verhaltensweisen

Kann Körpertemperatur nicht mehr regulieren
zieht sich oft aus

Hoher Grundumsatz
durch Bewegungsdrang

Name:	Vorname:	geb.:		Station:	Blatt-Nr.:

Dat.	Hz.	Nr.	Ressourcen/ Pflegeproblem	Pflegeziele	F	S	N	Pflegemaßnahmen	Kontrolle am:	Kontrolle (Datum/Hz.)
			Für Sicherheit sorgen							
			P. Frau M. verlässt manchmal das Heim ohne Aufsicht. Zunehmende Agnosie in allen Bereichen. Reizüberflutung führt zunehmend zu unangemessenen Verhaltensweisen, Wirklichkeitsverkennungen nehmen zu, Unfallgefahr im Zimmer	Körperliche Unversehrtheit	x	x	x	**Standard „Sicherheit für verwirrte Bewohner"** Beaufsichtigung, zuständig sind: 8.00–10.00 Frühstücksdienst 10.00–12.00 Beschäftigungstherapie 12.00–16.00 zuständige Pflegegruppe 16.00–17.30 Wohngruppe/ Beschäftigung ab 17.30 Pflege		
			Raum und Zeit gestalten							
			R. früheres Hobby Reiten, Reitturnier. Macht gern Schaufensterbummel **P.** kann Tagesablauf nicht allein gestalten	Tagesablauf ist strukturiert	x	x		Siehe „sich bewegen": 1 x pro Woche Schaufensterbummel bei Spaziergang integrieren (Dienstags). Beschäftigung: Wolle zupfen (wird zum Spinnen benötigt), Lieblingsschokolade reichen, am Beginn der Beschäftigung (Ritual), Zeitschriften über Reitturniere besorgen und zum Anschauen anbieten		

Dat.	Hz.	Nr.	Ressourcen/ Pflegeproblem	Pflegeziele	F	S	N	Pflegemaßnahmen	Kontrolle am:	Kontrolle (Datum/Hz.)
			Kommunizieren							
			R. Frau M. wird gern mit Vornamen angesprochen (z.B. „Erika, würden Sie bitte"). Geht auf alle Menschen zu und benötigt viel Körperkontakt. Singt gern, äußert sich über Körpersprache, kann sich gut entspannen, wenn man mit ihr in der Sonne sitzt		x	x	x	Auf verbale und nonverbale Signale achten Körperkontakt aufnehmen, an die Hand fassen, über den Rücken streichen, Lieblingslieder mitsummen		
					x			Bewohnerin nimmt 14-tägig am hausinternen Tagesgottesdienst für demente Bewohner teil (Sonntag)		
			P. Reagiert nicht auf Familiennamen. Verbale Verständigung stark eingeschränkt. Fühlt sich leicht überfordert, lässt sich leicht ablenken	ist ausgeglichen und konzentriert, äußert sich nonverbal und verbal	x	x		Ruhezonen suchen um länger Kontakt aufrecht zu erhalten und Ablenkung zu vermeiden		
			Wach sein und Schlafen							
			R. Genießt Körperkontakt **P.** Nächtliche Unruhe, Harndrang	Nachtruhe, Sicherheit bei nächtl. Toilettengang			x	Atemstimulierende Einreibung um ca. 21.00 Uhr (Jojobaöl mit 1 Tr. Lavendelöl mischen) nach Toilettengang, weiterer Toilettengang um 1.00 + 5.00 Uhr		

Dat.	Hz.	Nr.	Ressourcen/ Pflegeproblem	Pflegeziele	F	S	N	Pflegemaßnahmen	Kontrolle am:	Kontrolle (Datum/Hz.)
			Sich bewegen							
			R. tanzt und läuft gern **P.** Bewegungsdrang besonders morgens (Energieschub)	Bewegungsdrang ist ausgeglichen	x x	 x		10.00 und 13.00 Uhr Spaziergang durch die Siedlung für ca. 30 Min., Lieblingsmusik (Rolling Stones/ Beatles) besorgen und täglich 2 x 15 Min. tanzen (morgens und nachmittags)		
			Sich waschen und kleiden							
			R. trägt gern Röcke (Hosen rutschen), badet gern **P.** kann nicht allein baden	Wohlbefinden	 x	x		**Standard Körperpflege** 1 x wöchentlich abends Lavendelbad (samstags). Röcke als Kleidung anbieten		
			Essen und Trinken							
			R. Schlüsselnamen für Brot = Löbchen, für Fleisch = Lav **P.** Mag kein Abendbrot (hat früher kein Abendbrot eingenommen), trinkt sehr wenig. Hoher Grundumsatz durch Bewegungsdrang, **Vergiftungsgefahr!** Kann Essbares nicht erkennen.	Nahrung entspricht dem Kalorienverbrauch trinkt 2,0 l/24 h, körperliche Unversehrtheit	x x	x x	x x	Immer wieder Extramahlzeiten, Aufbaukost (Dilsana) unter Mahlzeiten mischen, immer wieder Getränke anbieten. Bei den Mahlzeiten für eine ruhige Umgebung sorgen (z.B. in der Wohngruppe am Ecktisch). Wenn sie sich nicht in der Wohngruppe aufhält – Einzelbetreuung!		

Dat.	Hz.	Nr.	Ressourcen/ Pflegeproblem	Pflegeziele	F	S	N	Pflegemaßnahmen	Kontrolle am:	Kontrolle (Datum/Hz.)
			Ausscheiden							
			R. Meldet sich indirekt durch Unruhe und Körpersprache, wenn sie aufs WC muss **P.** Meldet sich nicht regelmäßig zum Toilettengang	regelmäßige Ausscheidung, meldet sich bei Urin-Stuhldrang	x	x	x	Auf nonverbale Äußerungen achten, ansonsten Toilettentraining nach Plan (siehe Miktionsplan)		
			Körpertemperatur regulieren							
			P. zieht sich oft aus	physiologische Körpertemperatur erhalten	x	x	x	Auf ausreichende Kleidung achten, warme Unterbekleidung wird durch die zuständige Pflegekraft angeboten		

Übungsbeispiele

Chirurgische Pflege

Herr Schulze, 59 Jahre, wurde mit Verdacht auf Dickdarmtumor auf ihrer Station aufgenommen. Die Einweisung ins Krankenhaus erfolgte durch den Hausarzt.

Herr Schulze war noch nie im Krankenhaus und wirkt bei der Aufnahme etwas nervös. Seine Ehefrau, die ihn begleitet, unterstützt ihn zugewandt. Sie ist ihm beim Verstauen seiner persönlichen Dinge behilflich, besorgt ihm eine Telefonkarte und bleibt noch einige Zeit bei ihm.

Herr Schulze wohnt mit seiner Frau in einem Einfamilienhaus, 30 km außerhalb der Stadt. Seit einem Jahr kümmert sich seine Ehefrau um ihre pflegebedürftige Mutter. Sie hat deshalb ihre Halbtagsbeschäftigung als Kassiererin aufgegeben. Das Ehepaar hat zwei erwachsene Kinder. Die Tochter (31 Jahre) lebt mit ihrem Ehemann und den Kindern (Mädchen, 5 Jahre und 2 Jahre) in der gleichen Straße. Der Sohn (26 Jahre) wohnt 300 km von seinen Eltern entfernt, kommt jedoch regelmäßig einmal pro Monat zu Besuch.

Herr Schulze liebt seinen Beruf. Die Wochenenden verbringt er gern mit seinen Enkelinnen, auf die er sehr stolz ist.

Herr Schulze bastelt gern in seinem Hobbykeller. Er repariert viele Dinge, die im Haus anfallen. Besonders viel Spaß hat er am Verarbeiten von Holz. Für seine Enkelinnen baut er alle möglichen Dinge, z.B. Holzpferd, Bett, Sandkasten.

Herr Schulze hört gern seine alten Schallplatten von Glenn Miller und Louis Armstrong, Fernsehen schaut er wenig, höchstens die Nachrichten und Sport. Jeden Sonntag geht er ins Schwimmbad, um etwas Bewegung zu haben.

Herr Schulze ist leidenschaftlicher Kaffeetrinker und hat eine Vorliebe für Fleisch. Zum Frühstück isst er regelmäßig Rühreier mit Speck und manchmal Bratkartoffeln. Er hat eine Abneigung gegen Pfefferminztee und Fisch. Abends entspannt Herr Schulze gern bei einem Bier.

Herr Schulze raucht täglich eine Schachtel Zigaretten ohne Filter.

Er ist 1,80 groß und wiegt 89 Kilo. Sein Hautzustand ist normal, an den Händen ein wenig trocken.

Herr Schulze gibt bei dem Aufnahmegespräch an, dass er seit einigen Wochen Probleme mit dem Stuhlgang habe. Der Stuhlgang war sehr unregelmäßig. Teilweise musste er mehrere Tage nicht zur Toilette. Er hat sich anfangs keine Gedanken über diese Situation gemacht, da er einen unregelmäßigen Tagesablauf als Kraftfahrer hat. Dadurch bedingt isst er unregelmäßig. Da er noch nie richtig krank war, hat er angenommen, es würde wieder weggehen.

Die an den vergangenen zwei Tagen durchgeführte Diagnostik bestätigte die Verdachtsdiagnose. Herr Schulze wurde von dem Stationsarzt über die Diagnose aufgeklärt. Ihm wurde erklärt, dass ein Teil seines Dickdarmes entfernt werden muss und ein Anus praeter angelegt wird. Die Operation ist für morgen geplant.

Am Nachmittag vor der Operation äußert Herr Schulze, dass er sich „die Sache" mit dem Anus praeter noch nicht so recht vorstellen kann. „Aber sie wissen ja was jetzt richtig für mich ist und meine Frau weiß ja auch Bescheid", sagt er.

Die Operation verlief ohne Zwischenfälle. Es erfolgte eine Tumorresektion im Bereich des Colon descendens. Herrn Schulze wurde ein doppelläufiger Anus praeter naturalis angelegt, der mittels Ausstreifbeutel versorgt wurde. Weiterhin hat er eine Magensonde (rechtes Nasenloch), einen Dauerkatheter (Ch. 18) und einen zentralen Venenkatheter (Jugularis) erhalten. In der Abdominalwunde liegt eine Redondrainage.

Herr Schulze darf am 1. postoperativen Tag zum Betten an der Bettkante sitzen. Die Körperpflege soll vorerst im Bett erfolgen. Dabei bereiten ihm nach eigenen Aussagen die „vielen Schläuche" Schwierigkeiten. Er äußert Schmerzen im Wundgebiet und hat Angst, tief durchzuatmen und zu husten. Am liebsten liegt Herr Schulze mit aufgestellten Beinen auf dem Rücken.

Den Anus praeter betrachtet er skeptisch und fragt, ob er sich „an das Ding" gewöhnen kann.

Zurzeit vermisst er das gewohnte deftige Frühstück. Er würde zumindest gern einen Kaffee trinken und freut sich schon jetzt darauf, bald wieder normal essen zu dürfen. Sein Blick wandert dabei zur parenteralen Ernährung.

■ Intensivpflege

Herr B., 68 Jahre, wurde vor 10 Tagen bewusstlos zu Hause aufgefunden. Die Einweisung auf die internistische Intensivstation erfolgte über den Notarzt.

Aufnahmediagnosen der Intensivstation: Ketoazidotisches Koma (BZ.: 450 mg/dl, pH 7,3), basale beidseitige Pneumonie, Pleuraerguss rechts, stark reduzierter Allgemein- und Ernährungszustand, 2-Pfennig großer Dekubitus 2. Grades an der rechten Ferse.

Aufgrund der verschlechterten Blutgase musste Herr B. intubiert und volumenkontrolliert beatmet werden (FiO_2 50%, AMV 8,5 l, AF 10, Peep 5).

Das ketoazidotische Koma wurde durch Volumensubstitution, Elektrolyt- und Azidoseausgleich, sowie Insulingabe i.v. behandelt. Der BZ ist unter Insulingabe i.v. seit zwei Tagen stabil, die weiteren Laborparameter sind unauffällig.

Der Pleuraerguss wurde punktiert. Bei dieser Maßnahme entstand ein Pneumothorax, der mit einer Bülaudrainage (Sog -15 cm H_2O) versorgt wurde.

In den folgenden Tagen verbesserte sich die BGA, so dass die Beatmung auf CPAP, Druckunterstützung 17 mmHg, umgestellt werden konnte.

Herr B. musste stündlich abgesaugt werden, das Sekret wies eine gelblich-güne Farbe auf.

Vor drei Stunden hat sich Herr B. selbst extubiert. Er wurde nicht reintubiert, es soll beobachtet werden, ob Herr B. ohne Beatmung zurechtkommt.

Da Herr B. extrem heiser ist, kann er sich verbal kaum äußern. Vereinzelt können Worte verstanden werden, eine normale Kommunikation ist jedoch nicht möglich (ein HNO-Konsil wurde bestellt). Einzelne Worte kann Herr B. mit einem dicken Stift aufschreiben.

Herr B. hat keine Angehörigen vor Ort. Die Tochter lebt in München und kam gestern zu Besuch. Die Tochter konnte die folgenden Informationen geben: Herr B. ist seit 5 Jahren Witwer und lebt allein in seiner 2-Zimmerwohnung. Seit 20 Jahren ist sein Diabetes bekannt. Ein Diabetiker-Ausweis liegt jedoch nicht vor. Angaben über die Einstellung des Diabetes konnte die Tochter nicht geben. Herr B. war bis zur Einweisung starker Raucher (ca. 30–40 Zigaretten tägl.). Über den Alkoholkonsum konnte die Tochter keine Angaben machen. Herr B. ist ein großer Liebhaber von Volksmusik und liest gern die Tageszeitung. Er trinkt gern schwarzen Kaffee, schwarzen Tee und hat eine Vorliebe für deftige Speisen und Joghurt. Eine besondere Abneigung hat er gegen Süßspeisen wie Pudding und Milchsuppen. Herr B. ist Rechtshänder; Hör- und Sehvermögen weisen nach Angaben der Tochter keine Einschränkungen auf. Herr B. war vorher noch nie im Krankenhaus.

Aktuell weist Herr B. einen Blutdruck von 140/80, Puls 110/Min. auf. Seine Atemfrequenz liegt unter Sauerstoffgabe von 7 l/min. durchschnittlich bei 29 Atemzüge/Min. Die Blutgasanalyse liegt im Normbereich, die Körpertemperatur beträgt 38,5 °C.

Herr B. gibt großen Durst an. Er wirkt sehr schläfrig, ist aber ansprechbar. Herr B. ist zeitweise örtlich und zeitlich desorientiert. Die Haut ist trocken, besonders an den Unterschenkeln sehr schuppig. Herr B. hat einen zentralen Venenkatheter (Jugularis) und einen arteriellen Zugang (Fußrücken) erhalten. Die Einstichstellen waren beim Verbandwechsel am Morgen o.B. Weiterhin hat Herr B. einen Dauerkatheter (18 Ch.).

(Mit freundlicher Genehmigung von Bernhard Schneider, modifiziert durch Birgitt Schröter)

Altenpflege

Frau K., 1916 geboren, lebt seit einem Jahr im Seniorenheim, da ihr Ehemann der häuslichen Situation nicht mehr gewachsen war. Nachdem Frau K. mehrmals wegen Exsikkose und reduzierten Allgemein- und Ernährungszustand ins Krankenhaus eingewiesen wurde, sah sich ihr Ehemann „schweren Herzens" veranlasst, sie in einem Seniorenheim aufnehmen zu lassen.

Ihr Ehemann (82 Jahre) lebt weiterhin in der 2-Zimmerwohnung. Nach eigenen Angaben wäre er auch gemeinsam mit seiner Ehefrau in das Seniorenheim gezogen, wollte aber den Rauhaardackel „Butzel" und den Wellensittich „Peter" nicht ins Tierheim geben.

Gemeinsame Kinder hat das Ehepaar nicht. Früher war Frau K. als Schneiderin tätig. Als Hobby hatte das Ehepaar bis vor zwei Jahren in einem kleinen Schrebergarten Obst, Gemüse und Blumen gezogen. Frau K. ist katholisch, hat in jungen Jahren im Kirchenchor gesungen und ist bis vor zwei Jahren jeden Sonntag zur Frühmesse gegangen.

Herr K. erhält Unterstützung durch eine Haushaltshilfe, die auch einmal pro Woche Frau K. besucht.

Herr K. erscheint sehr „rüstig" und kommt jeden Nachmittag zu Besuch. Er bringt seiner Frau täglich die Tageszeitung und oftmals einen kleinen Strauß Blumen mit. Auch mit ihrem Lieblingsgetränk Kirschsaft versorgt er sie ausreichend. Frau K. ist über die Besuche ihres Ehemannes stets sehr erfreut, allerdings vermisst sie die beiden Haustiere.

Frau K. ist zeitweise örtlich, zeitlich und zur Person nicht orientiert. Teilweise äußert sie, dass sie 40 Jahre alt sei und ihre Mutter zum Kaffee erwarte. In anderen Situationen erscheint sie jedoch orientiert, stellt gezielt Fragen und äußert Wünsche, z.B. dass sie gern duschen möchte.

Ihr Schlaf-Wachrhythmus ist nicht gestört. Sie geht gern früh (21.00 Uhr) zu Bett und steht zeitig auf (gegen 5.00 Uhr).

Frau K. hört gern NDR 3 im Radio und hat eine Vorliebe für Sendungen mit Volksmusik.

Sie ist Rechtshänderin, hat ein Hörgerät rechts und trägt eine Lesebrille.

Frau K. kann Abläufe (z.B. waschen, aufstehen, essen vorbereiten) nicht mehr koordinieren, bei allen Verrichtungen benötigt sie detaillierte Anleitung. Bei gezielter Anleitung kann sie jedoch Aufgaben selbständig übernehmen.

Frau K. badet gern einmal in der Woche (Samstags), sonst wäscht sie sich am Waschbecken. Sie kann sich das Gesicht und den Oberkörper eigenständig waschen, vergisst allerdings schnell den Waschvorgang. Sie verwendet gern Ringelblumenseife.

Sie trägt eine obere und untere Zahnprothese. Die Zahnhygiene kann sie nicht allein durchführen. Beim Mund ausspülen trinkt sie häufig das Mundspülwasser, und versucht die obere Zahnprothese unten einzusetzen. Der Hautzustand von Frau K. ist trocken, eine bestimmte Hautlotion benutzt sie nicht.

Als Kleidungsstücke bevorzugt sie Bluse oder Pullover und Rock; Hosen trägt Frau K. überhaupt nicht.

Frau K. kann mit Hilfe aufstehen, allerdings kann sie nur kurze Strecken bewältigen. Sie frühstückt gern in Gesellschaft, kann sich die Nahrung aber nicht allein vorbereiten, da sie das Messer nicht halten kann und ihr die Brotscheibe wegrutscht. In Stücke geschnittenes Brot kann sie schwer greifen, am liebsten isst sie „Klappstullen“. Teilweise vergisst sie, die vorbereitete Nahrung aufzunehmen. Frau K. trinkt sehr wenig und muss regelmäßig dazu angehalten werden. Sie soll mindestens 1,5 l täglich trinken. Sie mag gern Kirschsaft mit Wasser und Kaffee mit Milch, eine besondere Vorliebe hat sie für Obstkompott.

Nach dem Mittagessen legt Frau K. sich gern für eine Stunde ins Bett, um sich auszuruhen.

Frau K. kann in Begleitung zur Toilette gehen und meldet sich bei Harndrang, oftmals sind aber schon „einige Tropfen“ Urin abgegangen. Auf eigenen Wunsch trägt sie Slipeinlagen.

Nach eigenen Angaben langweilt sich Frau K. teilweise. Sie möchte gern mehr Beschäftigung haben.

■ Ambulante Pflege

Frau Meier, 75 Jahre, lebt mit ihrem Ehemann, 77 Jahre, in einem kleinen Haus in ländlicher Umgebung. Die Wohnung liegt im ersten Stock und verfügt über 4 Zimmer. Ein Fahrstuhl ist vorhanden. Beide sind Rentner. Herr Meier war als Elektriker tätig.

Frau Meier ist von Beruf Hausfrau. Sie hat sich den drei Kindern (Sohn, 52 Jahre und zwei Zwillingstöchter, 50 Jahre) und dem Garten gewidmet. Früher hat sich Frau Meier allein um den Haushalt und den Garten gekümmert. Heute erhält sie Unterstützung durch eine Haushaltshilfe, die einmal pro Woche kommt. Eine Tochter wohnt mit ihrem Ehemann und den beiden Söhnen im gleichen Ort. Der

Sohn und die andere Tochter wohnen weit entfernt und kommen gelegentlich zu Besuch, meistens zu den Geburtstagen, zu Ostern und Weihnachten.

Der Garten erfordert nicht mehr so viel Zeit wie früher, da die Gemüsebeete durch Rasen ersetzt wurden. Bei der Gartenarbeit erhält das Ehepaar Unterstützung durch die beiden Enkelkinder (zwei Jungs, 25 und 20 Jahre). Jeden Sonntag geht das evangelische Ehepaar gemeinsam in die Kirche.

Frau Meier leidet seit der ersten Geburt an wiederholten Thrombophlebitiden und kleineren Unterschenkelulzera. Seit drei Tagen ist das linke Bein schmerzhaft geschwollen. Die Körpertemperatur lag bei 38,9 °C, ist z.Zt. jedoch rückläufig.

Diagnose: Thrombophlebitis und infiziertes Ulcus cruris am linken Bein. Das Ulcus cruris am linken Unterschenkel ist 4 x 7 cm groß und ca. 3 mm tief. Der Wundbelag ist eitrig.

Seit mehreren Jahren leidet Frau Meier unter einer Herzinsuffizienz mit gelegentlichen Tachykardien, die jedoch auf Isoptin® gut ansprechen. Weiterhin nimmt Frau Meier bei Schlafstörungen eine Tablette Mogadan® ein. Sie leidet unter einer Pflasterallergie.

Frau Meier hat sich im Schlafzimmer eingerichtet. Das Bein ist auf ein Kissen gelagert. Sie klagt über Müdigkeit und fühlt sich „wackelig“ beim Gehen. Obwohl die Toilette direkt neben dem Schlafzimmer liegt, bereitet ihr der Weg dorthin Atemnot.

Das Essen schmeckt ihr z.Zt. nicht, obwohl ihr Mann täglich für sie kocht. Sie meint, wenn sie den ganzen Tag so im Bett liegt, hätte sie auch weniger Appetit. Sie äußert ein starkes Durstgefühl und trinkt viel. Für einen besseren Mundgeschmack lutscht sie Mentholbonbons.

Aufgrund einer starken Sehschwäche trägt Frau Meier ihre Brille auch im Bett.

In ein Krankenhaus möchte Frau Meier nicht. Nach eigenen Aussagen fühlt sie sich zu Hause wohler. Ihr Ehemann und ihre Tochter wollen ihr behilflich sein. Da Frau Meier die Krankenhauseinweisung gegen ärztlichen Rat ablehnte, wird Ihre Einrichtung mit der ambulanten Pflege von Frau Meier beauftragt.

(vgl. Fiechter/Meier; S.157 ff; modifiziert durch Birgitt Schröter)

Kinderkrankenpflege

Lisa Kramer, 4 Jahre alt, wurde mit der Einweisungsdiagnose „Varizellen“ auf der Infektionsstation aufgenommen. Die Einweisung erfolgte von ihrer Kinderärztin.

Lisa wohnt mit ihrer Mutter, allein erziehend, und ihrem jüngeren Bruder (2 Jahre) in einem kleinen Haus, 20 km außerhalb der Stadt. Frau Kramer ist halbtags als Sekretärin beschäftigt. Eine Nachbarin versorgt den Bruder Ben vormittags von 7.00–14.00 Uhr.

Wie ihre Mutter angibt, ist Lisa normalerweise sehr lebendig, geht gern in den Kindergarten (bis 13.00 Uhr) und tobt sehr gern mit dem Rauhaardackel „Krümel“. Lisa malt gern und hört mit Vorliebe Kinderkassetten. Gegen 15.00 Uhr wird Lisa gewöhnlich etwas „nörgelig“, nach dem Mittagsschlaf von ca. einer Stunde ist sie wieder zufrieden.

Lisas Lieblingsspeisen sind Grießbrei, Nudeln, Fischstäbchen und Wiener Würstchen. An Getränken mag sie besonders Milch und Sprudel. Sie mag keinen Spinat und Wackelpudding. In den letzten zwei Tagen klagte Lisa beim Essen über Schmerzen im Mund und hat ihren Teller nicht mehr leer gegessen.

Zu Hause wird Lisa um 19.00 Uhr zu Bett gebracht, zum Einschlafen braucht Lisa immer ihre Lieblingspuppe „Susi“.

Lisa war noch nie im Krankenhaus. Frau Kramer kann, aufgrund ihrer Lebensumstände, leider nur alle zwei Tage zu Besuch kommen. Bei der Aufnahme ist Lisa weinerlich und klammert sich an ihre Mutter. Die kleine Patientin wirkt müde und fiebrig. Sie klagt über Gliederschmerzen in den Beinen.

Die Haut zeigt zahlreiche, aber auseinander stehende, stecknadelkopfgroße, z.T. etwas gößere Effloreszenzen. Es sind rötliche Flecken, Knötchen und Bläschen mit wasserhellem Inhalt. Die Bläschen sind erbsengroß mit rotem Hof. Mund- und Wangenschleimhaut zeigen kleine Läsionen.

Lisa schwitzt, die Körpertemperatur beträgt 39 °C.

Ärztliche Anordnungen:
- Bettruhe
- Ab 39 °C Wadenwickel
- Betroffene Stellen am Körper 2 x täglich mit Tannosyt-Lotion® behandeln
- Mundpflege 3 x täglich mit Panthenol-Lösung®.

(Mit freundlicher Genehmigung von Isa Lohmann, modifiziert durch Birgitt Schröter).

Literatur

Ambrosius, Ingrid; Komp, Elisabeth: Pflegedokumentation auf einer Station in einem Altenpflegeheim. In: Pflege aktuell. Eschborn: DBfK-Verlag: 1/1996, S. 13–16

Bals, Thomas: Was Florence noch nicht ahnen konnte. Neue Herausforderungen an die berufliche Qualifizierung in der Pflege. Melsungen: Bibliomed Verlagsgesellschaft 1994

Bartholomeyczik, Sabine: Pflegestandards kritisch betrachtet. In: Die Schwester/Der Pfleger. Melsungen: Bibliomed Verlagsgesellschaft 10/1995, S. 888–892

Baumann, Helga: Theorie und Praxis der Pflegevisite. 3. Folge: Pflegevisite als Instrument zur Qualitätssicherung. In: Die Schwester/Der Pfleger. Melsungen: Bibliomed Verlagsgesellschaft 10/1994, S. 819–822

Bieg, Ute: Theorie und Praxis der Pflegevisite. 5. Folge: Probleme der Pflegevisite. In: Die Schwester/Der Pfleger. Melsungen: Bibliomed Verlagsgesellschaft 3/1995, S. 208–212

Binder, Gerhard: Schweigepflicht und Pflegevisite. In: Die Schwester/Der Pfleger. Melsungen: Bibliomed Verlagsgesellschaft. 1/1996, S. 77–78

Bleck, Angela: Theorie und Praxis der Pflegevisite. 4. Folge: Durchführung der Pflegevisite. In: Die Schwester/Der Pfleger. Melsungen: Bibliomed Verlagsgesellschaft. 12/1994, S.1003–1005

Böhm, Erwin: Pflegediagnose nach Böhm. Ein Konzept zur Befindensverbesserung von Patienten und Pflegepersonal. Basel: Recom-Verlag 1989

Böhme, Hans: Pflegedokumentation auf dem Prüfstand. 2. Teil: Rechtsfragen bei der Pflegedokumentation. In: Die Schwester/Der Pfleger. Melsungen: Bibliomed Verlagsgesellschaft. 4/1995, S. 334–339

Buckley-Viertel, Dorothee: Welche Bedeutung haben Pflegetheorien für die Praxis? In: Die Schwester/der Pfleger. Melsungen: Bibliomed Verlagsgesellschaft. 5/2001, S. 409–413.

Budnik, Birgitt: Aufbruchsstimmung in der Krankenpflege. Die Tendenz zur Ganzheitlichkeit. Schriftliche Hausarbeit im Rahmen der Prüfung Lehrerin für Alten-, Kinderkranken- und Krankenpflege an der Pflegeakademie Neumünster. Kiel. 1991

Budnik, Birgitt: Pflegediagnosen. Einführung in ein amerikanisches Konzept. Seminarskript. Kiel. 4/1996

Budnik, Birgitt: Pflegevisite. Ein Weg zur Professionalisierung? Seminarskipt. Kiel. 4/1996

Cavanagh, Stephen J.: Pflege nach Orem. Freiburg im Breisgau: Lambertus Verlag 1995

Christian, Karin: Theorie und Praxis der Pflegevisite. 2. Folge: Instrument zur Unterstützung des Pflegeprozesses. In: Die Schwester/Der Pfleger. Melsungen: Bibliomed Verlagsgesellschaft. 8/1994, S.642–645

Clees, Ernst Walter: Chaos als Chance. BALK aktuell (im Rahmen des Berliner Kongresses Pflege 2001). In: Heilberufe. Urban & Vogel Verlagsgesellschaft, München. 1/2000, S. 56–57.

Clift, Judith: Internationale Klassifikationssysteme. In: Pflege aktuell. Eschborn: DBfK-Verlag 10/94.

Doegnes, Marilyn; Moorhouse, Mary Frances: Pflegediagnosen und Maßnahmen. 2. Auflage. Bern, Toronto, Seattle: Hans Huber Verlag 1994

Drerup, Elisabeth: Modelle der Krankenpflege. Freiburg: Lambertus-Verlag 1990

Düwel, Michael: Mehr Leistung durch bessere Anerkennung. In: PflegeManagement. Basel: R. Media Service. 2/1995, S. 13–21

Elkeles, Thomas: Arbeitsorganisation in der Krankenpflege. Zur Kritik der Funktionspflege. 4. Auflage. Frankfurt/Main: Mabuse Verlag 1993

Elsner, Christiane: Standardentwicklung in Anlehnung an die Tätigkeitsprofile der PPR. In: Die Schwester/Der Pfleger. Melsungen: Bibliomed Verlagsgesellschaft. 3/1995, S. 227–231

Falk, Juliane; Dr. Kerres, Andrea: Die DIN-ISO 900 im Gesundheitswesen. In: PflegeManagement. Basel: R. Media Service. 4/1995, S. 12–18

Fiechter, Vera; Meier, Martha: Pflegeplanung. Eine Anleitung für die Praxis. 9. Auflage. Basel: Recom Verlag 1993

Fischer, Wolfram: Ein Fall für zwei: welche Rolle spielt die Pflege in den DRG´s?. In: Heilberufe. Urban & Vogel Verlagsgesellschaft, München. 1/2000, S. 56–57.

Georg, Jürgen: Erkennen, Benennen-Beurteilen. Eine Einführung in ein neues Konzept. In: Pflege aktuell. Eschborn: DBfK-Verlag 10/94

Gordon, Marjory: Handbuch Pflegediagnosen. 3. Auflage. München, Jena: Urban & Fischer Verlag, 2001

Gratias, Ralf; Jost, Susanne; Schmitthausen, Daniel: DRG´s haben nicht nur etwas mit veränderten Abrechnungmodalitäten zu tun. In: Die Schwester/der Pfleger. Melsungen: Bibliomed Verlagsgesellschaft. 11/2000, S. 945–951.

Grossmann, Ralph; Heller, Andreas: Organisationsentwicklung im Krankenhaus. Herausforderung für leitende Pflegekräfte. PflegeManagement. Basel: R. Media Service. 1/1995, S. 11–20

Gsell, Angelika: Standards als Instrument individueller und geplanter Pflege. In: PflegeManagement. Basel: R. Media Service. 2/1996, S. 42–45

Guerber, Muriel: Patientenorientierte Pflege. Die Anforderungen. In: PflegeManagement. Basel: R. Media Service. 3/1995, S. 13–16

Gutsche, Siegfried: Übergabe am Patientenbett. In: Die Schwester/der Pfleger. Melsungen: Bibliomed Verlagsgesellschaft. 7/2001, S. 578–581.

Harms, Käthe; Kühnapfel Susanne: Professionalisierung und Oualitätsentwicklung am Klinikum der Stadt Ludwigshafen gGMbH. 2. Teil. In: Die Schwester/Der Pfleger. Melsungen: Bibliomed Verlagsgesellschaft. 3/1996, S. 243–247

Heath, Jean; Law, Gladys M.: Krankenpflegeprozeß – was ist das?
1. Auflage. Essen: DBfK Verlag 1984

Heering, Christian und Kristina: Theorie und Praxis der Pflegevisite
1. Folge: Pflegeverständnis. In: Die Schwester/Der Pfleger. Melsungen: Bibliomed Verlagsgesellschaft. 5/1994, S.372–377

Heering, Heering, Bode, Müller: Pflegevisite und Partizipation. Berlin, Wiesbaden: Ullstein Mosby-Verlag 1997

Heering, Kristina: Theorie und Praxis der Pflegevisite. 6. Folge: Erfahrungsbericht. In: Die Schwester/Der Pfleger. Melsungen: Bibliomed Verlagsgesellschaft. 4/1995, S. 302–306

Heger, Inge: Einführung der Bereichspflege. In: Die Schwester/Der Pfleger. Melsungen: Bibliomed Verlagsgesellschaft. 7/1993, S. 609–615

Hergenhahn, Gertrud: Pflegevisite. Eine empirische Begriffsdefinition. In: Pflege aktuell. Eschborn: DBfK-Verlag: 10/1994, S. 607–609

Höhmann, Ulrike: Das Elend mit der Pflegprozeßdokumentation – oder wann springt der Hamster endlich aus dem Laufrad? In: Pflege aktuell. Eschborn: DBfK-Verlag: 1/1996, S. 8–12

Höhmann, Ulrike: Pflegediagnose. Babylonische Sprachverwirrung. Versuch einer Begriffserklärung. In: Pflege aktuell. Eschborn: DBfK-Verlag 10/94

Höhmann, Ulrike: Pflegediagnosen. Irrweg oder effektives Instrument professioneller Pflege? Eschborn: DBfK-Verlag 1995

Jong-Duk, Kim: Gruppenpflege-Wege zur patientenorientierten Pflege. 2. Teil. In: Die Schwester/Der Pfleger. Melsungen: Bibliomed Verlagsgesellschaft. 8/1996, S. 728–732

Juchli, Liliane: Pflege. Praxis und Theorie der Gesundheits- und Krankenpflege. 7. Auflage. Stuttgart, New York: Thieme Verlag 1994

Kalmus, Michael: Ein Krankenhaus auf dem Weg zum Leitbild. Wie man erreicht, daß Mitarbeiter mitgehen. In: PflegeManagement. Basel: R. Media Service 3/1996, S. 29–33

Karavias; Mischo-Kelling: Chirurgie und Pflege. Stuttgart, New York: Schattauer 1994

Kellnhauser, Edith: Primary Nursing. Ein neues Pflegemodell. In: Die Schwester/Der Pfleger. Melsungen: Bibliomed Verlagsgesellschaft. 9/1994, S. 747–751

Kellnhauser, Edith: Theorie und Praxis der Pflegevisite. 7. Folge: Patientenübergabe versus Pflegevisite. In: Die Schwester/Der Pfleger. Melsungen: Bibliomed Verlagsgesellschaft. 7/1995, S. 590–591

Kellnhauser, Edith: Theorie und Praxis der Pflegevisite. 8. Folge: Die Rolle der Pflegedirektorin/Pflegedienstleitung bei der Durchführung von Pflegevisiten. In: Die Schwester/Der Pfleger. Melsungen: Bibliomed Verlagsgesellschaft: 8/1995, S. 684–686

Kellnhauser, Prof. Dr., Edith; Vitt, Gabi; Müller, Thorsten: DRG´s- Aufgaben und Chancen für die Pflege anhand von Standardpflegeplänen. In: Die Schwester/der Pfleger. Melsungen: Bibliomed Verlagsgesellschaft. 4/2001, S. 309–311

Knaurs Fremdwörter Lexikon: Stuttgart: Knaur Verlag 1989

Küpper, Gunhild: Qualitätsmanagement in der stationären Krankenpflege. In: PflegeManagement. Basel: R. Media Service. 4/1995, S. 19–25

Kurtenbach, Golombek, Siebers: Krankenpflegegesetz. Stuttgart, Berlin, Köln: Kohlhammerverlag 1999

Lay, Reinhard; Menzel, Bernd: Pflegeplanung – Pannenhilfe für eine pflegerische Verfahrensweise. In: Pr-Internet Pädagogik, 1. Jg., 2/99, S. 43–50

Lorenz-Krause, Regina, Dr.: Organisationsentwicklung. Ein Beitrag aus der Perspektive der Pflegeforschung. In PflegeManagement. Basel: R. Media Service. 3/1995, S. 17–22

Marriner-Tomey, Ann: Pflegetheoretikerinnen und ihr Werk. 1. Auflage. Basel: Recom Verlag 1992

Menche, Nicole; Balzen, Ulrike; Kommerell, Tillman: Pflege heute, 2. Auflage. München: Urban & Fischer Verlag. 2001.

Menche, Nicole; Klare, Tilmann: Pflege konkret, Innere Medizin. 3. Auflage. München: Urban & Fischer Verlag. 2000

Meyborn, Kerstin: Von der Funktionspflege zur Bereichspflege. Schwierigkeiten bei der Umsetzung. Schriftliche Hausarbeit im Rahmen der Prüfung Lehrerin für Alten-, Kinderkranken- und Krankenpflege an der Pflegeakademie Neumünster. Kiel. 1994

Meyner, Ernst A.: Berichte und Protokolle schreiben. 4. Auflage: Düsseldorf, Wien: Econ Verlag 1993

Mischo-Kelling; Zeidler: Innere Medizin und Krankenpflege. 2. Auflage. München, Wien, Baltimore: Urban & Schwarzenberg 1992

Molo, Sofia; Spichiger, Elisabeth: Oberschwester und Pflegeexpertin - eine erfolgreiche Zusammenarbeit ist möglich. In: Pflege. Die wissenschaftliche Zeitschrift für Pflegeberufe. Band 8. Heft 4. Bern: Hans Huber Verlag 1995

Nauroth, Thomas: Vom Homo Patients zum Homo Sapiens oder wie ein Patient zum Mensch wird. Teil 2 und Teil 3. In: PflegeManagement: Basel: R. Media Service. Teil 1: 1/1995, S 25–29; Teil 2: 3/1995, S. 23–27

Osterbrink, Jürgen: Erster internationaler Pflegetheorienkongress Nürnberg. Bern, Göttingen, Toronto, Seattle: Hans Huber Verlag, Bern 1998.

Ott, Daniela: Modellkonzept: Medizinisch- Pflegerische Patientendokumentation. In: Pflege aktuell. Eschborn: DBfK-Verlag: 6/2001; S. 354–356.

Peters, Janet: DRG´s und Nebendiagnosen- Codierung. In: Pflege aktuell. Eschborn: DBfK- Verlag: 6/2001; S. 350–352.

Pfeiff, Brigitte: EDV im DRG- Zeitalter. In: Die Schwester/der Pfleger. Melsungen: Bibliomed Verlagsgesellschaft. 5/2001, S. 414–416.

Poletti, Rosette: Wege zu einer ganzheitlichen Krankenpflege. 2. Auflage. Basel: Recom Verlag 1985

Rath, Eduard; Biesenthal, Uwe: Pflegeplanung und Pflegedokumentation. In: Pflege. Fachzeitschrift für stationäre und ambulante Pflege. Heft 12. 47. Jahrgang. Stuttgart: Kohlhammer Verlag 1994

Raven, Uwe: Handlungskompetenzen in der Pflege und ihre Bedeutung für die Professionalisierung des Berufsfeldes. In: Pflege. Die wissenschaftliche Zeitschrift für Pflegeberufe. Band 8. Bern: Hans Huber-Verlag 1995

Rehwinkel, Ingrid: Fortbildungsunterlagen der Fortbildungsveranstaltung: DRG´s: Einführung und Konsequenzen für den Alltag am Unversitätsklinikum Kiel/11.01.01.

Rehwinkel, Ingrid: Seminarunterlagen: Klassifikationssysteme der Pflege. 23. Deutscher Krankenhaustag/24.11.2000 in Düsseldorf; Messe-Congress-Centrum Ost

Roper, Nancy et. al.: Die Elemente der Krankenpflege. 4. Auflage. Basel: Recom Verlag 1993

Rupp, Peter: Diagnosis Related Groups (DRG´s) bestimmen auch die Pflege. In: Die Schwester/der Pfleger. Melsungen: Bibliomed Verlagsgesellschaft. 7/2000, S. 576–579

Schäffler, Arne; Menche, Nicole: Pflege konkret, Innere Medizin. 2. Auflage. Ulm, Stuttgart, Jena, Lübeck: Gustav Fischer Verlag: 1997

Schetting, Hans Joachim; v. d. Heide Ursula: Bezugspflege. Berlin, Heidelberg, New York, London, Paris, Tokio, Hongkong, Barcelona, Budapest: Springer Verlag 1993

Schroeder-Hartwig, Karin: Qualitätssicherung. Anforderungen, gesetzliche Grundlagen und Stand der Umsetzung. In: Die Schwester/Der Pfleger. Melsungen: Bibliomed Verlagsgesellschaft. 6/1995, S. 477–481

Schwertfeger, Bärbel: Macht ohne Worte. Wie wir mit dem Körper sprechen. 2. Auflage. Heyne Verlag 1989

Shermann, James.R.: Plane deine Arbeit – arbeite nach deinen Plan. Wien: Ueberreuter 1992

Siebers, Hedi; Wander Marianne: Qualitätssicherung. Ein Schritt zur Professionalisierung? 2. Auflage. Eschborn: DBfK-Verlag

Snowley, Gillian D.; Nicklin Peter J.; Birch, John A.: Pflegestandards und Pflegeprozeß. Grundlagen pflegerischer Qualitätssicherung. 1. Auflage. Berlin, Wiesbaden: Ulstein Mosby Verlag 1994

Soziale Pflegeversicherung. 2. Auflage. München: dtv-Verlag 1996

Spirig, Rebecca: Praxis-Theorie: Begegnung zweier Welten. PflegePädagogik. Basel: R. Media Service. 2/1995, S. 17–19

Steffen, U. ; Debong. B. ; Andreas, M.: Notwendigkeit und Umfang der Pflegedokumentation. In: Die Schwester/Der Pfleger. Melsungen: Bibliomed Verlagsgesellschaft. 3/1996, S. 273–275

Thiel, Volker: Der Problemlösungsprozess- ein Instrument professioneller Pflege. In: Die Schwester/der Pfleger. Melsungen: Bibliomed Verlagsgesellschaft. 4/2001, S. 338–343

Toellner-Bauer, U.: Standards in der Intensivpflege - Praktizierte Qualitätssicherung. Stuttgart, Lübeck, Ulm, Jena: Gustav Fischer Verlag 1997

Uhde, Claudia: Pflegevisite als Instrument des Pflegemanagements. In PflegeManagemet: Basel: R. Media Service. 1/1996, S. 8–11

von Stösser, Adelheid: Pflegestandards. Erneuerung der Pflege durch Veränderung der Standards. 3. Auflage. Berlin, Heidelberg, New York, London, Paris, Tokyo, Hongkong, Barcelona, Budapest: Springer Verlag 1994

Vreni Döring-Hug: Ermutigung zur Ganzheitlichkeit. Individualpsychologische Impulse zur Gesundung der „Kranken Schwester". 1. Auflage. Basel: Recom Verlag 1988

Walsch/Ford: Pflegerituale. Berlin, Wiesbaden: Ullstein Mosby Verlag 1996

Walther, Christine: Im Mittelpunkt der Patient? Übergabegespräche im Krankenhaus. 1. Auflage. Thieme-Verlag 1997

Weh; Sieber: Pflegequalität. München, Wien, Baltimore: Urban & Schwarzenberg 1995

Wichardt-Laub, Ingrid: Vorsprung durch Sympathie. Sanfter führen, motivieren und gewinnen. Wiesbaden: Gabler GmbH 1994

Index